KB262525

◀ 대머리를 기만하지 마라 ▶

* 이 도서의 국립중앙도서관 출판시도서목록(CIP)은 e-CIP홈페이지(http://www.nl.go.kr/ecip)와
국가자료공동목록시스템(http://www.nl.go.kr/kolisnet)에서 이용하실 수 있습니다.(CIP제어번호: CIP2012004405)

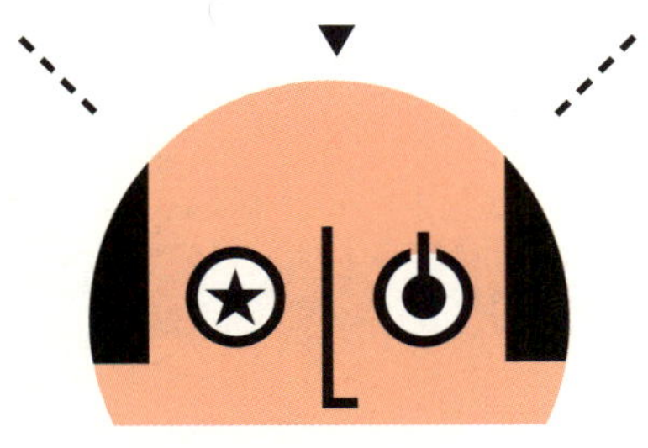

대머리를 기만하지 마라

방기호 지음

은행나무

일러두기

이 책에 자주 사용되는 두 단어의 의미를 먼저 밝혀 둔다.

1. **트리플엔자임 콤플렉스**란 강력한 항산화, 항염, 항DHT 성분을 다량 포함하고 있는 어성초와 자소엽, 녹차잎, 이 세 가지를 이용하여 만든 생약을 칭한다. 먹는 효소액이나 바르는 효소액으로 만들 수 있다.

2. **트리플 효소 요법**은 득모하기 위해 생활 전반에 걸쳐 적용해야 하는 세 가지 발모비법이다. 첫째 식사량 조절과 현미·채식 위주의 식이요법, 둘째는 트리플엔자임 콤플렉스, 마지막으로 피나스테라이드를 복용하고 미녹시딜-덱스판테놀-트레티노인을 조합하여 사용하는 것이다. 즉, 트리플 효소 요법의 두 번째 방법이 트리플엔자임 콤플렉스라고 생각하면 쉽다.

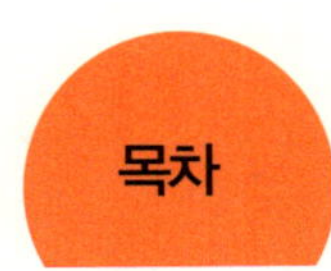

목차

제3장 사례로 살펴보는 탈모의 원인과 치료

제4장 탈모에 대한 13가지 오해

제5장 방 원장의 56일 발모 클리닉

제6장 건강한 모발을 위한 뇌 건강법

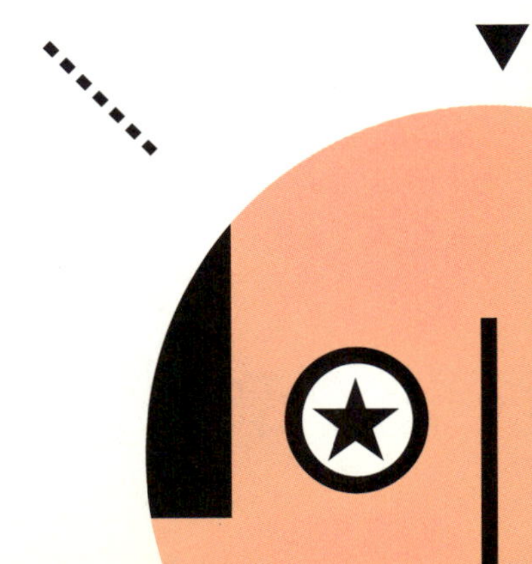

어떤 인터뷰에서 기자가 나의 버킷리스트(bucket list, 죽기 전에 꼭 해야 할 일이나 하고 싶은 일들에 대한 리스트)를 물은 적이 있었다.

내 버킷리스트 1순위는 탈모인들의 버킷리스트를 성취하도록 하는 것이다. 탈모인들이 간절히 원하는 것은 무엇보다 발모인 것을, 난 누구보다 잘 안다. 목표라는 것이 항상 고정된 것은 아니라서 어렸을 적에는 일반적으로 대통령, 과학자, 선생님, 연예인을 많이 꼽지만, 20대, 30대, 40대, 70대가 되면서 바라는 것이 계속해서 달라진다. 하지만 탈모인들의 버킷리스트는 언제나 발모다. 탈모는 몸에 병이 든 것이 아니다. 마음에 병이 깃든 것이고 그래서 더 아프다. 탈모로 고민하는 사람들은 한결같이 "사람들 앞에 나서면 마치 벌거벗은 것 같다"고 말한다. "무엇보다 머리가 풍성했으면……" 하고 심경을 토로하기도 한다. 탈모로 인한 열등감, 자존감의 상실, 자기비하, 우울증은 생각보다 심각하다. 머리가 빠진 아들딸

이 안타까워 자신보다 자식의 머리를 나게 해달라는 부모님들의 부탁을 들을 때마다 나는 가슴이 뭉클하다. 이 책 안에 내가 연구한 모든 탈모예 방법과 치료법 그리고 발모비법을 공개할 것이다.

두 번째는 버킷을 발로 차지 않고 자연스럽고 행복하게 생을 마감하는 방법을 사람들에게 알리는 것이다. 죽음은 '고통스러운 사건'이 아니라 '자연스러운 현상'이다. 고통스럽게 죽음을 받아들이거나 고통스럽게 죽어갈 이유가 전혀 없고, 또 얼마든지 노력으로 바꿀 수 있다. '생로병사' 는 각각이 독자적인 의미가 있는 단어이지만, 가끔 '병사'가 한 번에 읽히기도 한다. 그게 현실이기 때문이다. 한국 사람 3명 중 1명은 암으로 사망한다. 암을 피해 간 사람이라도, 중풍, 치매, 고혈압, 당뇨 등으로 힘들게 살다 생을 마감하기 일쑤지만, 병사한다는 것은 자연스러운 일이 아니다. 이것이 인간으로서의 존엄성이 무시된 매우 부자연스러운 일임을 알아야 한다.

세 번째는 생명을 나누는 법을 알리는 것이다. 지구상에서 매년 3천만명이 기아에 허덕이다 사망한다. 우리나라 인구의 절반이 넘는 많은 생명들이 굶어 죽는다. 하지만 한 달에 하루만 채식을 하면 1년에 1억 2천만 명 이상을 먹일 수 있다. 또 영국인들이 한 달에 2회만 채식을 해도 1년에 3천만 명을 먹일 수 있다. 놀랍지 않은가. 채식 생활은 개인의 건강을 지키는 일일 뿐만 아니라 인류애를 몸소 실천하는 것이다.

당신이 지금 이 책을 골랐다면 당신은 줄어드는 머리숱을 신경 쓰는 사람이다. 이 책으로 당신의 탈모 인생을 바꿀 수 있다고 나는 확신한다. 이 책을 다 읽고 난 후 당신은 당신과 사랑하는 가족들이 얼마나 엉터리 불량의학이나 제약회사 또는 상업주의에 시달려 온 희생자였는지를 깨닫게 될 것이다. 일부 사람들은 나를 비난할 것이다. 당신의 탈모라는 약점을 이용하여 당신을 기만하고 주머니를 부풀려 온 불로소득자들과 불량의학자들은 이 책이 제발 팔리지 않기를 바랄 것이다.

이것만은 믿어도 좋다. 이 책에는 TV나 인터넷, 병원에서 가르쳐 주지 않는 확실한 발모비법이 모두 담겨 있다. 그렇다면 다른 탈모 전문가들은 왜 진작 이 방법을 가르쳐 주지 않은 걸까? 여기에는 두 가지 이유가 있다.

첫째, 그들이 탈모의 근본원인과 치료의 본질을 도무지 모르기 때문이다. 나는 그들이 거짓말을 한다고 생각지는 않는다. 스스로 진실을 알고 있다고 생각하지 않는 이상 거짓말을 한다고 볼 수는 없다. 헛소리를 내뱉는 데에는 진실에 대한 확신이 필요하지 않으니까.*

둘째, 그들 또한 자본주의를 살아가는 경제적 동물이기 때문이다. 그러나 당신은 이 책을 통하여 더 이상 당신의 주머니를 가볍게 만드는 각종 가짜 발모제품과 고가의 기능성 샴푸, 탈모관리센터, 여기에 편승한 상업주의의 농간에 놀아나지 않아도 된다. 그동안 손해를 봤다면 그것으로 충분하다.

어쩌면 이 책을 읽으면서도 당신은 지속적으로 기만당할 수 있다. 그러

---

*《배드 사이언스》(벤 골드에이커, 공존, 2011) 참조

나 이전과 분명히 다른 게 있다면 기만당하고 있다는 사실을 정확히 인지할 수 있다는 것이다. 이 책을 읽은 당신은 그들의 속셈을 속속들이 파악할 정도로 영리해져 있을 것이고, 자신도 모르는 헛소리를 주장하는 불로소득자들과 불량의학자들과의 어떠한 논쟁에서도 이길 수 있으며, 탈모방지와 발모촉진에 대한 확실한 노하우를 터득하게 될 것이다.

당신이 탈모로 고통을 겪고 있다면 이 책으로 당신의 인생이 180도 바뀔 거라고 또 한 번 확신한다. 나는 지난 15년간 10만여 건의 탈모 환자를 상담하고 치료한, 자타공인 세계최다 기록을 보유한 의사이다. 득모의 비결을 책으로 공개한다고 하자, 수많은 지인들이 반대하였다. 어찌 보면 스스로 밥줄을 끊겠다는 것과 같은 의미이기 때문이다. 하지만 내 주머니를 채우려고 탈모로 인해 수없이 좌절하며 살아가고 있는 이들을 그대로 방치할 수는 없다. 오히려 방법을 공개하고 공유하여 수많은 탈모인들에게 자신감 넘치는 새 인생을 선사하고 싶다.

당신과 나는 한편이다. 나는 탈모로 인한 당신의 고통과 좌절을 누구보다 잘 이해하는 사람이다. 오랜 경험과 끝없는 연구, 수많은 임상실험을 통해 지금 나는 꽤 성공한 탈모 전문의사로 이름을 알리고 있다. 하지만 나 또한 자살 충동까지 겪었을 만큼 암울하고 좌절에 빠진 시간들을 보낸 바 있다. 그렇기 때문에 이 책을 통해 올바르고 정직한 발모비법을 공개하고자 한다.

이 책에 나오는 발모비법은 하나같이 그동안 내가 직접 탈모 환자들을 치료해 온 진료 경험과 수많은 시행착오 끝에 스스로 터득한 것들이다.

따라서 수십 년 된 낡은 지식과 주먹구구식 추측을 토대로 한 일부 두피 상담사나 탈모 부설 클리닉의 어설픈 치료와는 근본부터 치료방법이 다르다. 나는 탈모를 치료하는 의사이지만 지금부터 수많은 탈모인들을 대표하여 당당히 탈모와의 전쟁을 선포한다. 그리고 함께 득모하여 승리할 것이다.

융합의학자 방기호

제1장

지금 이 순간에도
당신은 기만당하고 있다

바람의 방향을 바꿀 수는 없지만 돛의 방향을 조정할 수는 있다.

—작자 미상

기만과 **진실**

- ● **영양부족으로 탈모가 된다?**
  → 그럼 노숙자들은 왜 머리카락이 수북하지?

- ● **검은콩을 먹으면 머리카락이 난다?**
  → 현미, 조, 수수가 정답이다.

- ● **두피에 열이 많아 탈모가 된다고?**
  → 동남아나 열대지방 사람들은 모두 대머리인가?

- ● **탈모방지용 샴푸가 머리카락을 나게 한다?**
  → 샴푸용기 어디에도 그런 문구는 없다.

- ● **비듬방지용 샴푸가 탈모를 방지한다고?**
  → 과잉 효과를 기대하지 말 것!

- ● **두피영양 제품이 머리카락을 나게 한다고?**
  → 탈모방지를 위한 보조적인 방책일 뿐.

- ● **두피 마사지를 하면 발모가 된다고?**
  → 마사지 효과는 당신의 모낭혈관까지 도달하지 못한다!

- ● **모발이식을 한 번에 5천 모씩 할 수 있다! 게다가 생착률이 99%라고?**
  → 2.88초당 한 올을 심다니! 신의 손인가?

● **모발이식은 모발 더하기?**
→ 모발이식은 더하기가 아닌 나누기. 잘못 나누면 빼기!

● **두피 스케일링으로 머리카락이 난다고?**
→ 강제로, 과하게 제거하면 도리어 문제가 심각해진다.

● **줄기세포를 이용한 치료가 유일한 방법?**
→ 줄기세포는 '미래'의 대안일 뿐, 어떤 안전성도 효능도 검증된 바 없다.

● **피나스테라이드(finasteride)가 정력을 약화시킨다고?**
→ 부정적 사고, 탈모로 인한 열등감이 더 심각한 문제다.

● **미녹시딜은 쉐딩(shedding) 현상을 일으킨다?**
→ 쉐딩이 아닌 모발사이클이다!

● **탈모의 원인은 만성피로, 피곤은 간 때문이야?**
→ 간은 죽기 직전까지 착한 일만 하다 간다.

어떤가? 탈모로 고민하는 당신이 어디선가 들어본 듯한 말은 아닌가? 혹은 실제로 시도해 본 적도 있지 않은가? 그랬다면 결과는 어떠했는가?

소위 불로소득자들과 불량의학자들은 이런 류의 그럴듯한 방법을 이용해 머리 빠진 당신을 기만하고 그 결과물로 자신의 주머니를 부풀려 왔다. 이에 대해 불량의학 업계에서는 서로 묻지 않는 것이 예의이다. 정보조작가들은 서로 공생하며 상부상조하기 때문이다. 시시때때로 과학자인지, 의사인지, 수의사인지, 전기검침원인지 모를 흰 가운을 입은 자들이 온갖 과학용어와 그래프를 동원하여 진위를 알 수 없는 말들로 내공 약한 탈모인들을 헷갈리게 한다.

물론 모두가 아주 근거가 없는 헛소리는 아니다. 탈모개선과 어느 정도 '상관관계'가 있는 것도 사실이다. 그러나 이것이 '정답'이 될 수는 없다.

탈모개선과 발모는 근본적으로 다르다. 발모는 과학이며, 과학은 '인과관계'를 규명하는 일이다. 상관관계만으로는 온전히 해결될 수 없다.

게다가 위의 방법들을 추천하는 이들은 하나같이 당신의 건강상태나 의학적인 연령, 식습관 따위는 거들떠보지 않는다. 당신이 얼마나 자주 알코올 섭취를 하는지, 흡연을 하는지, 비만은 아닌지 따위의 정보는 그들의 상품 판매에 거추장스러울 따름이다. 그들은 탈모의 아주 작은 원인, 하지만 귀에는 솔깃한 속설들로 정보를 포장하여 자신의 상품을 판매하기에 급급하다. 탈모의 진짜 원인(유전성과 자연노화)은 덮어 두고(심지어는 아예 알지도 못하고), 간접적인 원인을 주된 원인으로 바꿔치기하기 때문에 정확한 인과관계가 드러나지 않는 것이다.

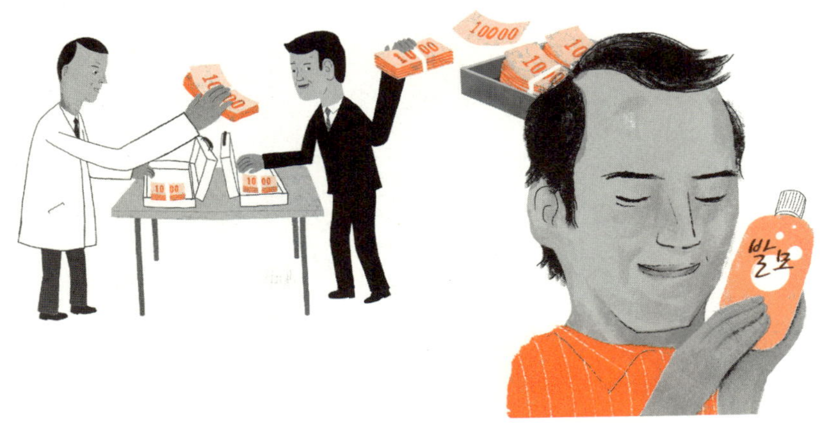

나는 탈모인을 기만하는 이들에게 종종 이렇게 말한다.

"당신들은 탈모인의 절망을 아는가?"

물론 안다고 말할 수 있다.

"그럼, 느껴 보았나?"

탈모인의 상실감은 무엇으로도 대신할 수 없다. 머리 빠진 당신은 무거운 불안과 한 줌의 희망을 안고 그들을 찾아갈 것이다. 하지만 그들은 당신의 휑한 머리를 통해 자신의 주머니를 채울 속셈으로 가득 차, 당신을 반길 뿐이다.

탈모에는 머리를 심는 게 최선이다, 줄기세포가 최고다, 고주파나 두피 레이저가 효과적이다, 라고 말하며 그들 자신에게 이익이 될 치료법을 당신에게 권할 것이다. 한 가지 문제에 이와 같이 '유일한 답변'이 여러 가지 있다는 것은 가령 누군가는 반드시 거짓말을 하고 있거나 정답인 척 위장하여 당신을 현혹시키고 있다는 이야기이다.

나는 이 책을 통해 탈모의 정확한 원인과 치료법, 우리가 탈모에 대해 갖고 있는 오해와 그에 대한 올바른 진실을 밝힘으로써, 이제까지 기만당해 왔던 이들이 스스로 탈모의 고통에서 벗어나 건강하고 행복한 삶을 되찾을 수 있도록 돕고자 한다.

내가 이 책에서 이야기하고자 하는 발모의 핵심은 다음 세 가지이다.

첫째, 병원이나 전문가를 찾지 않고도 발모할 수 있다. 매월 7만 원 정도의 부담스럽지 않은 비용으로 누구나 쉽게 집에서 시도할 수 있는 방법을 담았다. 게다가 짧게는 28일, 길게는 56일 사이에 발모효과를 볼 수 있다.

둘째, 발모 식이요법으로 발모뿐 아니라 심신이 건강해진다. 탈모는 무엇이 부족해서 생기는 게 아니라 무엇을 과도하게 먹기 때문에 발생한다. 따라서 현재까지의 식생활을 바꾸는 일이 가장 중요하다.

셋째, 인체의 효소메커니즘을 이해하면 발모가 쉬워진다. 인체의 효소가 갖는 생화학적·생리학적 메커니즘을 이해하고 실생활에 적용하면, 면역력이 향상되고 두피대사가 활발해지면서 당신은 발모뿐 아니라 신체 전반에 걸친 긍정적인 변화까지 경험할 수 있다. 훨씬 더 쉽게.

내 청춘의
고백

어느 무더운 여름날, 나는 모 여대 앞을 지나다가 흰 나이키 운동화에 짧은 치마, 흰 반팔 티셔츠를 입은 청순하고도 섹시한 그녀를 우연히 만났다. 완벽한 내 이상형을 발견한 순간이었다. 나는 그녀의 뒤를 정신없이 밟으며 '그녀에게 내 스물여섯 살 인생의 종지부를 찍겠다'고 다짐했다. 어렵사리 그녀에게 사귀자고 고백했고, 선뜻 내 고백을 받아 준 그녀와 드디어 가슴 두근거리는 연애가 시작되었다.

놀랍게도 그녀는 외모만 내 스타일인 게 아니었다. 관심사까지 나와 비슷한 구석이 많아서 우리 사이에는 대화가 끊이지 않았다. 대화 중간에도, 길을 걷다가도 나는 아름다운 그녀를 훔쳐 보며 뛰는 가슴을 진정시켜야 했다.

우리는 주로 늦은 저녁이나 밤에 만나 데이트를 했다. 내가 음흉해서가 아니라 밤에만 만나야 되는 남모르는 이유가 있었기 때문이다. 나는 갖가지 핑계를 대며 항상 해가 질 무렵에야 겨우 그녀를 만났다. 밝은 카페는 불안해서 들어갈 수도 없었고, 주로 어두운 극장에서 영화 한 편 보고 나면 아쉬움을 남긴 채 헤어져야 했다. 대화 중에도 왠지 그녀가 이런 나를 이상하게 여기지는 않을까 노심초사할 수밖에 없었고, 그래서 그녀와 함께 있는 동안 내 말투는 줄곧 경직되어 있었다.

그녀와 헤어지고 집에 돌아와 허탈한 마음을 달래려면 그녀와 한참 동안 통화를 해야 했다. 온통 딴 곳에 신경이 팔려 제대로 풀어내지 못한 말은 주로 전화로 했다. 당연히 전화로 하는 대화가 훨씬 자연스러웠다.

"기호 씨는 전화할 때와 만날 때 정말 다른 사람 같아요."

나도 알고 있다. 그녀와 만날 때 내 행동이 부자연스럽다는걸.

"응, 내가 행동은 조금 무뚝뚝하잖아. 속마음은 안 그래."

나는 의심하는 그녀를 달래느라 번번이 진땀을 빼야 했다.

아버지를 닮아 20대 중반부터 급격히 빠지기 시작한 내 머리는 그녀와 만나고 있던 당시 심각한 탈모 증세를 보이고 있었다. 한창 멋 부릴 젊은 나이였지만 유행하는 헤어스타일에 도전하는 건 꿈꿀 수도 없었고, 탈모를 감추느라 가발까지 착용해야 했다. 하지만 그 당시 전문 가발센터의 가발이라고 해도 누가 봐도 가발인 걸 눈치챌 수 있을 정도로 어색한 티가 많이 났다. 특히 앞머리와 가르마 부분은 어떤 방법으로도 해결이 되지 않았다.

그녀와 사귀던 때는 마침 삼복더위였다. 데이트가 끝나고 집으로 돌아가면 난 곧장 욕실로 향했다. 원수 같은 가발을 벗기 위해서. 먼저 족쇄나 다름없는 가발의 클립들을 차례로 푼다. 뚝, 뚝, 뚝. 클립에 머리카락이 몇 올씩 뽑혀 나온다. 피보다 더 귀한 머리카락이다. 욕실 거울에 비친 가발을 벗은 내 모습은 처참했다. 유명했던 대머리 코미디언이 따로 없다. 아니, 거울 속 대머리 남자의 모습은 여지없는 '골룸'이다. 저주스럽다……. 이건 신의 저주다!

당시에도 몸짱 열풍이 대단해서 남자들은 단백질 보충제를 먹어가며 운동하던 시절이었다. 하지만 내게는 운동할 마음이 전혀 생기지 않았다. 식스팩이 있으면 무슨 소용인가. 머리가 벗겨진 채 몸만 번지르르한들, 더 우스꽝스러운 몰골일 게 뻔한걸. 이런 모습으로는 운동이든 뭐든 아무것에도 도전하고 싶은 생각이 들지 않았다.

하지만 기어이 그날이 오고야 말았다.

"기호 씨 처음 만났을 때 했던 말 생각나요?"

"응, 생각나지. 성격이 마음에 들었다고 한 거?"

"아니, 그거 말고요."

"음……, 그럼 뭐……?"

설마, 하는 초조한 마음으로 나는 그녀의 대답을 기다렸다.

"우리 놀이동산 가기로 했잖아요."

속으로 '헉' 소리가 나왔지만 겉으로는 애써 태연한 척했다. 해야만 했다.

"응……. 그래, 가자. 나도 놀이동산 좋아해."

그날부터 고민이 시작됐다. 놀이동산에 가려면 낮에 만나야 했다. 야간

개장으로 가자고 버틸 수도 없는 노릇이었다. 삼복더위에 가발은 '털모자'나 다름없었다. '이 더위에 털모자를 쓰고 롤러코스터를 탄다?' 생각만 해도 끔찍했다. '과연 놀이동산에서 몇 시간이나 버틸 수 있을까? 들통 나면 어쩌지? 아마 다신 나를 안 만나려고 할 거야.' 그건 고민이 아니라 차라리 고문이었다.

놀이동산 가기로 한 날 이틀 전부터 몇 번이나 예행연습을 했다. 가발이 벗겨지지 않게 단단히 착용하고 하루 종일 쓰고 있어도 스타일이 망가지지 않도록 연습하고 또 연습했다.

그녀와 만나기로 한 날은 8월 15일이었다. 그야말로 폭염. 롤러코스터 종류의 놀이기구가 많은 에버랜드만큼은 절대적으로 피하고 싶었다. 이 핑계 저 핑계 대며 비교적 다른 놀거리가 많은 과천 서울랜드로 향했다.

이 순간에도 나는 부모님을 원망했다. '부모님이 대머리만 아니었어도 나는 이 착하고 아름다운 여자를 당당히 만날 수 있었을 텐데……' 늘 내 마음 한 켠에는 어둡고 불안한 그림자가 드리워져 있었다. 빠른 속도를 자랑하는 놀이기구들은 사람이 많아 오래 기다려야 하고 무섭다는 핑계로 피했다. 롤러코스터를 타는 것은 절대 상상할 수도 없는 일이었다. 그건 자살 행위였다. 우리는 어린아이들 틈에 끼어 회전목마 같은 놀이기구나 타면서 사진만 열심히 찍어댔다. 그래도 그녀와 함께하는 시간은 더없이 즐거웠다.

하지만 시간이 갈수록 가발 속 내 머리는 즐겁지만은 않았다. 마치 한 증막에 들어온 것 같았다. 강렬한 태양빛에 가발 표면은 자동차 보닛만큼

뜨겁게 달구어졌고, 머리는 오븐 속 돼지고기처럼 익어가고 있었다. 이마와 구레나룻을 타고 쉴 새 없이 땀이 흘러내렸다. 나는 수시로 음료수나 간식거리를 사 오겠다며 자리를 비울 틈을 만들었다. 그러고는 미친 듯이 화장실로 달려가 머리 상태를 확인했다. 예상대로 앞머리와 가르마 부분이 자연스럽지 못했다. 준비해 간 빗과 휴대용 드라이기를 이용해 앞머리를 손질하고는 부리나케 다시 나오길 몇 번이고 반복했다.

"기호 씨, 이제 우리 롤러코스터 타요."

그녀의 말이라면 무엇이든 다 들어 주고 싶었지만 정말 그것만은 아니었다. 나는 급한 대로 눈앞에 보이는 '다람쥐통'을 타는 것으로 타협했다. 다람쥐통은 앉은 채로 전후 360도로 빙글빙글 회전하는 놀이기구였다. 손잡이를 꼭 잡고 있지 않으면 통 안에서 몸이 심하게 부딪치지만, 가발에 온 신경을 쓸 수밖에 없는 나는 양손 모두 머리만 감싸 쥐고 있었다. 어깨가 멍들고 무릎이 까져도 어쩔 수 없었다. 가발을 지키는 게 먼저였다.

'빌어먹을, 이런 거지 같은 놀이기구를 만들다니!' 허술하기 짝이 없는 안전벨트는 허리만 형식적으로 대충 잡아 준 상태라 다람쥐통 안에서는 콩 볶는 꼴이 되기 십상이었다. 멋지게 그녀의 손을 잡아 보호해 주고 싶었지만 나에게는 그럴 여유가 없었다. 온 신경이 머리에 쏠린 채 한참을 굴러다니다 만신창이가 되어서야 겨우 밖으로 나왔다. 속이 메스꺼웠다.

본능적으로 나는 의무실로 뛰어갔다. 고작 다람쥐통 하나 타고는 간이침대 위에 녹다운된 남자. 이런 내 모습을 그녀는 얼마나 창피하고 형편없다고 여겼을까? 잠시 의식을 잃은 것 같다. 놀라 눈을 떴다. 그 순간 갑자기 머리 쪽이 시원해지는 느낌이 들었다. 소스라치게 놀라서 머리 상태를 확인했다. 가발은 용케도 잘 붙어 있었다. 그런데 그녀가 보이지 않았다. 다람쥐통 안에서 손을 잡아 주기는커녕 제 머리만 붙잡고 있는 한심한 나에게 실망해 떠나 버린 것일까? 허탈한 마음을 달래며 의무실 침대 난간을 잡고 간신히 일어나 앉았다. 여전히 머리가 어지러웠다. 간호사는 잠시 더 누워 있으라고 했다. 누워서 쉬고 싶은 마음이야 굴뚝 같았지만, 뒷머리가 눌리면 클립 때문에 가발 앞쪽이 들뜨기 때문에 이런 상황에서도 맘 편히 누울 수 없었다. 가발을 쓰고 자도 전혀 불편함이 없다는 가발 전문업체의 말은 완벽한 사기였다. 누워도 머리를 바닥에 편안히 댈 수 없으니 윗몸 일으키기를 하는 격이어서 더 힘이 들고 더 우스꽝스럽게 보일 뿐이다.

시간이 지날수록 초조해졌다. '왜 안 올까?' 거울에 비친 내 모습은 초췌하기 이를 데 없었다. 눈은 퀭하고 얼굴에는 핏기 하나 없었다. 해쓱한 얼굴에 가발은 왠지 더 처량해 보였고 더 두드러져 보였다. '그녀는 어디 간 걸까?' 한참을 기다려도 그녀는 오지 않았다. 서서히 후회와 절망감이 밀려들었다. '내가 잠시 정신을 잃은 사이 가발을 알아차린 걸까? 절대 눕지 말았어야 했는데…….'

더 쉬었다 가라는 간호사의 말을 뒤로 하고 비틀거리며 의무실을 나섰다. 다람쥐통 안에서 당한 무차별 공격으로 왼쪽 어깨가 욱신욱신 쑤셨다. 가방에 가득 들어 있는 빗과 휴대용 드라이기, 휴대용 선풍기 등 머리 손질용 도구들을 모두 던져 버리고 싶었다. '그녀가 떠난 마당에 이까짓

게 다 무슨 소용이란 말인가.' 나는 절망에 빠진 채 서울랜드 출구를 향해 터벅터벅 걸어 나갔다.

문득 가발을 고정하고 있는 클립을 꽂은 자리가 너무 당기고 가렵고 아프기까지 했다. 옆과 앞부분의 클립은 아예 풀어 버리고 뒷부분의 클립을 조금 느슨하게 꼽았다. 가발 안으로 틈이 생기자 통풍이 되면서 금세 시원해졌다. 가려운 곳에 손을 넣고 긁자 더 시원했지만 동시에 슬프고 비참한 기분이 들었다.

'나 같은 놈은 여자가 없는 게 더 편해.' 자조하며 걸었다. '내 주제에 여자와 이런 곳에 오다니……. 그냥 밤에나 만날걸. 전화로만 얘기할걸. 어쩌자고 이런 데를 와서 이런 꼴이나 당하고…….'

멀리서 그녀처럼 흰 티셔츠에 짧은 치마가 잘 어울리는 여자가 보인다. 이제 내 인생에 더 이상 저런 여자는 없다. 내가 아닌 누군가의 여자일 뿐이었다. 자포자기 상태였다. 이런 상태에서도 아름다운 여자가 눈에 들어온다니, 어이가 없어서 헛웃음이 나왔다. 고개를 돌리려는데 이상하게 그 여자가 자꾸 나를 보고 있는 듯했다. '내 착각일까?'

그때 그 여자가 소리쳤다.

"기호 씨 대체 어디에 있었어요?"

그녀였다. 그녀의 손에는 차가운 음료수가 들려 있었다.

"많이 찾았잖아요. 이제 괜찮아요?"

나를 찾은 것에 감동했는지 그녀의 눈에는 눈물까지 맺혔다. 그 순간 나는 진심으로 결심했다. 내 인생의 모든 것을 이 여자에게 걸겠다고! 음료수를 받아 마시면서 알 수 없는 뜨거운 것이 흘러나오는 걸 느꼈다. 땀인지 눈물인지 모를 그것은 무더운 여름날의 태양보다 더 뜨거웠다.

"기호 씨, 이제 괜찮아요?"

"응. 어디 있었어?"

"양호실에 누워 있는 거 보고 잠시 음료수 사러 갔다 왔더니 안 보이더라고요. 기호 씨 찾는 방송까지 했어요. 못 들었어요?"

이 정도 되면 남자로서는 모든 것을 걸 수 있다. 갑자기 힘이 솟았다.

"우리 이제 저녁 먹으러 갈까?"

나는 지갑에 두둑이 넣어 온 현금을 떠올리며 신이 나서 말했다. 데이트를 위해서 한 달 동안 한 푼도 쓰지 않고 꽤 많은 돈을 모았고, 그 당시 새로 생긴 '캐나디안 로브스터'라는 근사한 바다가재 요리점에도 미리 예약을 해 둔 상태였다. 나도 처음 가 보지만 그녀에게 맛있는 음식도 사 주고 허세도 맘껏 떨고 싶었다.

갑자기 그녀가 하늘을 쳐다봤다.

"기호 씨, 저기 좀 봐요! 구름이 직선이에요."

나도 고개를 들어 하늘을 봤다. 비행기가 지나간 자리가 번져서 구름처럼 보였다. 순간 무언가 내 머리를 탁 치는 느낌과 함께 시원한 바람이 느껴졌다. 뭔가 불길한 느낌이 들었다. 그녀가 나를 쳐다보며 놀란 듯 망연자실해 있었다.

"기호 씨……."

순간 습관적으로 앞머리를 잡았다. 아니? 앞머리가 잡히질 않았다. 가발이 뒤로 꺾여 아예 뒤집어져 있었다. 그녀가 사라졌을 때 자책감에 클립을 풀어 놓은 게 화근이었다. 재빨리 양손으로 뒷머리를 앞쪽으로 쓸어내렸다. 그때 뒤쪽에 겨우 붙어 있던 마지막 클립마저 힘없이 톡 소리를 내며 떨어졌다.

아, 그다음은 정말. 생각하기도 싫다.

뜨거운 아스팔트 위에 나를 지켜주는 수호천사이자 나의 분신이 한낱 '검은 뭉치'가 되어 떨어져 있었다. 그다음은 생각이 안 난다. 그녀의 표정은 확인하지 못했다. 아니 확인하지 않았다. 나는 그대로 곧장 앞으로 걸어갔다. 그때는 그저 그녀에게서 멀어져야 한다는 생각뿐이었다. 그 순간 가발이 벗겨진 나라는 인간은 그녀를 위해서도 나 자신을 위해서도

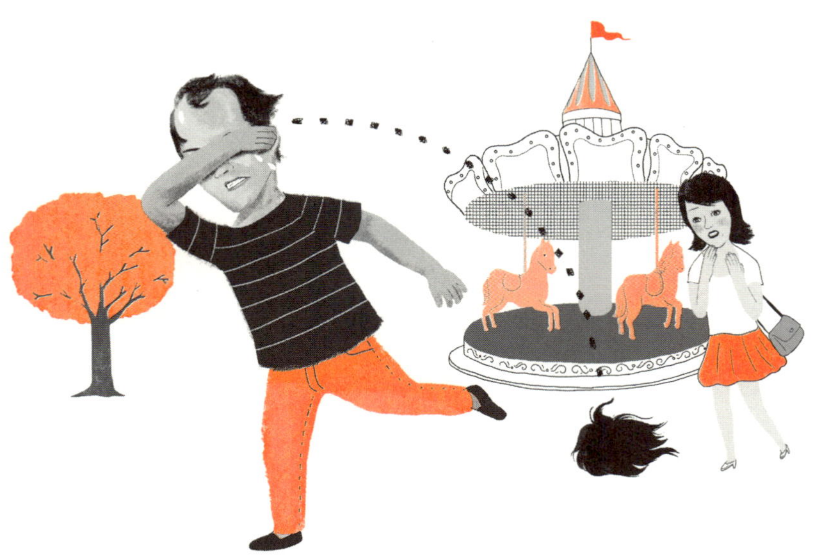

그 자리에 존재하면 안 되었다. 빠른 걸음으로 걸어 나오는데 뒤통수가 화끈거렸다. 그녀도 순간적으로 큰 충격을 받았는지 나를 부르지 않았던 것 같다. 아마 그녀는 나를 변태나 치한쯤으로 생각했을 수도 있다. 자신의 본모습을 감추고 여자한테 접근한 나를 '가발 쓴 늑대'라고 생각했을지도 모른다.

집에 돌아오니 밤 열 시가 넘어 있었다. 세 시간 반이 넘도록 자학하며 혼자 걸었던 것이다. 피곤한 줄도 몰랐고 그저 몸이 붕 떠 있는 느낌이었다. 병에 걸린 환자가 자리에서는 일어났지만 여전히 중심은 제대로 못 잡는 상태로 걸어 다니는 것 같았다.

현관을 들어서자 어머니의 목소리가 들렸다.

"왔어, 우리 아들? 그래, 바다가재는 잘 먹었어?"

내 모습을 본 순간 어머니의 안색이 변했다.

"너 제품(가발)은 어디 있어?"

"……."

어머니께서는 나의 처참한 몰골을 보고는 직감하셨는지 더 이상 묻지 않으셨다.

"우리 아들이 좋아하는 김치찌개 해 놨어. 매형네 시골에서 돼지 잡았다고 보냈길래 찌개에 넣었어. 배고프겠다, 어서 먹자."

어느새 어머니의 눈시울이 붉어져 있었다.

"내가 언제 돼지고기 먹었나, 김치찌개는 무슨……."

이렇게 내 스물여섯 살의 사랑은 허무하게 종지부를 찍었다.

대머리 청년의 비애

　　　　　　　놀이공원 사건 이후 나는 아예 가발을 벗어 버렸다. 탈모는 더 심해졌다. 여자를 만나고 싶지도 않았다. 만나면 신경 써야 할 게 많아지고 더 비참해질 테니까. 하지만 몇 년 후 다시 사랑이 찾아왔다. 사랑하는 여자가 생기니 가발을 다시 써야 했고 또 고민 시작이었다.

"기호 씨, 헤어스타일이 바뀐 거 같아. 어디 한 번 봐봐"라는 여자 친구의 일상적 인 말에도 나는 가슴이 덜컥 내려앉았고, 화제를 재빨리 다른 곳으로 돌리지 못하면 속이 타들어 갔다. M자는 점점 뒤로 이동했고 모발은 더 가늘어져 도저히 원하는 스타일을 낼 수가 없었다. 숱이 적고 모발에 힘이 없어 아무리 드라이를 해서 부풀려 봐도 10분만 지나면 축 늘어지고 가라앉았다.

당시에 롯데월드 수영장과 캐리비안 베이가 새로 생기면서 연인들은 함께 놀러 갈 계획을 세우며 호들갑을 떨곤 했다. 캐리비안 베이에는 몸 좋은 남녀들로 붐빈다는 소문이 들렸고, 나는 또 철없이 마음이 설렜다. 갈 수도 없으면서. 그녀도 캐리비안 베이에 물폭탄을 맞는 놀이기구가 그렇게 재밌다며 같이 가자고 졸랐다. 그때마다 난 어려운 의학용어를 쓰면서 상황을 모면하곤 했다.

"나는 하이드로포비아(hydrophobia)야."

"그게 뭔데?"

"쉬운 말로 물 공포증이라고 하지. 물만 보면 나는 패닉 상태에 빠져."

그런 연애가 오래갈 리 없었다.

20대 후반이 되면서 나의 우울증은 점점 깊어졌고 매사에 자신감을 잃어 갔다. 급기야 앞머리에는 솜털만 남아서 '뒷모습은 학생, 앞모습은 동네 아저씨'라는 별명으로 살아야 했다. 어쩌다 큰맘 먹고 미팅에라도 나가면 짓궂은 친구 녀석이 여학생들 앞에서 내 머리를 화제 삼아 농담을 했다. 그때마다 내 마음에는 비수가 꽂혔고, 역시나 여학생들 중 그 누구도 나를 선택하지 않았다. 친구들이 짝을 찾아 연애를 즐기는 동안, 난 모자를 뒤집어쓴 초라한 모습으로 청춘의 시간을 홀로 보내야 했다.

거울에 비친 스물여덟 살 대머리 청년의 모습은 아무리 봐도 낯설고 스스로도 참아 내기 어려웠다. 한창 유행하던 리바이스 청바지에 체크무늬 셔츠를 그럴싸하게 차려입어도 머리는 가릴 수 없었다. 너무 비참해서 눈물도 나지 않았다.

아무리 의대생이 인기가 있다고 해도 나에겐 먼 나라 이야기일 뿐이었다. 마지막 대학축제 때 단체미팅 자리에 참석한 적이 있었는데, 나중에 주선자가 나 때문에 욕을 먹었다는 이야기를 들었다. "어떻게 그런 남자를 데리고 나올 수 있어?"라고 했다나? 내가 받은 충격은 말할 것도 없었다. 대머리인 게 내 죄도 아니고, 무슨 심각한 전염병도 아니지 않은가.

여름방학 내내 나는 집에 틀어박혀 꼼짝도 하지 않고 스스로를 저주하며 지냈다. 머리에 신경 쓸 필요 없는 스님이 되는 편이 차라리 낫겠다는 생각까지 했다. 어차피 외모는 30대가 지나면 모두 비슷해질 거라고 위로해 보기도 했다. 비참한 마음을 달래기 위해 나는 영혼이나 정신적인 주제를 다룬 책들에 심취해 닥치는 대로 마구 읽기 시작했다. 점점 현실과는 동떨어진 가짜 철학자가 되고 있었다.

영적인 안정에 집착해 보았지만 그것 역시 일종의 자기기만이고 도피일 뿐이었다. "그래, 개념 없는 멍청한 여자들이나 겉만 근사한 남자를 좋아하는 거야. 머리에 든 게 없으니 잘생긴 남자만 찾는 거지. 대머리라고 해서 평생 연애를 못하는 건 아니야"라며 나를 위로했지만 막상 밖을 나서는 순간이면, 마음은 한없이 오그라들었다.

평소 다니던 미용실도 미용사 아가씨가 있을 때는 부끄러워 들어가지 못했고, 나이 든 원장님이 있을 때를 찾아 문밖에서 기웃거렸다. 낮에는 거의 외출하지 않았고, 외출하기 위해서는 해가 지고 캄캄해지기만을 기다렸다. 그나마도 모자 없이는 나가지 않았다. 대머리 청년으로 살아간다는 것은 생각보다 훨씬 더 힘들고 비참했다.

내 인생의 터닝 포인트

의대 실습생 시절, 아침저녁으로 병원회진을 돌 때도 머리카락이 빠진 내 모습을 보고 환자들은 착각하기 일쑤였다. 나를 실습생으로 보지 않고 나이 든 과장으로 여기는 일이 종종 있었다. "과장님, 저 수술한 지 열흘이 넘었는데 수술 부위가 너무 쑤시고 아파요"라고 하소연하는 것이다. 옆에 있던 일행 중 누군가가 "이 친구 과장 아니고 실습생이에요"라고 답하면 치프 레지던트와 실습생들은 물론 환자들까지 박장대소하였다. 아이러니하게도 정작 당시의 신경외과 과장은 오히려 머리숱이 풍성한 편이었다. 그때마다 나는 당황스러워 몸 둘 바를 몰랐다. 특히 다인실 같이 환자가 많이 모여 있는 곳에 들어가면 모두가 내 머리만 쳐다보고 있는 것 같아 더 신경이 쓰였다. 그러다 보니 어디를 가든 늘 숨을 자리부터 찾게 되었다. 어느 날, 이런 내 모습을 눈여겨봐 오던 신경외과 부교수가 나를 불렀다.

"이봐, 자네! 왜 환자는 안 보고 뒤에서 뺀질거리고 도망만 다니는 거야?"

화가 난 부교수는 치프 레지던트에게까지 한소리 했고, 결국 반성문 열 장 제출이라는 '숙제'를 해야 했다. 의국에서 혼자 앉아 반성문을 쓰고 있으려니 화도 나고 서러운 마음도 들었다. 열 장은커녕 세 줄도 쓰지 못한 채 멍하니 앉아 있었다. 그렇다고 "죄송스럽게도 제가 대머리이다 보니 환자들이 저를 자꾸 과장으로 착각했고 저는 그것이 싫어 환자들 눈에 안 띄려고 뒤로 물러서 있었습니다"라고 쓸 수도 없었다. 뭣 같은 인생이라는 생각마저 들었다.

마침 곁에서 이런 나를 지켜보던 과장 비서가 "짜장면이라도 시켜드릴까요?" 하고 물어 왔다. 안쓰럽다는 듯 나를 쳐다보는 그녀의 눈빛에 순식간에 서러움이 북받쳐 올랐고 참고 있던 눈물이 왈칵 쏟아질 것 같았다. 그녀의 친절이 따뜻하고, 고마웠다.

어쨌든 내겐 열 장의 반성문 숙제가 주어져 있었고 세 번째 줄에서 막혀 고심하던 그때 서재에 꽂혀 있는 오래된 책 한 권이 눈에 들어왔다. 제목은 지워져 잘 보이지 않았고 저자는 '노만 필 박사'라고 되어 있었다.

무시무시한 흡인력을 가진 에드거 앨런 포의 소설처럼 그 책은 나를 빨아들였다. 그 자리에서 단숨에 모두 읽었지만 나는 그 책을 몰래 들고 나와 버렸다.

집에 와서 읽어 보니 다시 눈에 불이 붙는 것 같았다. '안광이 지배를 철하다'라는 공자의 말이 생각났다. 두 번 연속해서 읽으니 머릿속이 아닌 마음속에서 서서히 서광이 비추기 시작했다. 서점으로 달려가 노만 필 박사의 책은 닥치는 대로 집어 들었다. 인생을 포기하고 자살할 생각만 했던 수많은 사람들의 실화와 그것을 극복하는 열쇠가 자신에게 있음을 깨우쳐 주는 노만 필 박사의 상담 기록을 담은 책도 있었다. 그의 책은 하나같이 자신의 단점보다 잠재적인 능력에 주목할 때 무엇이든 극복할 수 있으며, 나아가서는 오히려 훨씬 커다란 성취를 이뤄낼 수 있다는 메시지를 담고 있었다. 수많은 장애인들의 성공담도 고스란히 담겨 있었다.

깨달음을 주는 문장들을 매직으로 써서 집안 구석구석 붙여 놓았다. 열등감으로 가득 찬 나의 정신을 새롭게 개조한 느낌이었다.

'문제가 있는 곳에 반드시 해결책이 있다.'
'하나님은 감당하지 못할 시련을 우리에게 주시지 않는다.'
'할 수 있다고 생각하면, 나는 할 수 있다.'

단순한 문장이었지만 온 정신이 거기에 꽂혔다.
'스스로 노력해서 머리를 나게 하자. 나는, 할 수 있다.'

34

날마다 쥐 털 깎는 남자

그 후로 대형약국과 수입약국이 밀집한 종로 5가와 영등포 일대를 돌아다녔다. 심지어 미군 PX에서 빼돌린 물품을 팔고 있다는 소문을 듣고 숭례문 지하상가와 이태원까지 이 잡듯 뒤졌다. 발모에 도움이 되는 약품을 구하기 위해서였다. 당시 K발모제와 M두피영양토닉, 중국제 발모제 등이 인기를 끌고 있었는데 박하 냄새가 나면서 시원하기만 할 뿐 별 효과가 없었다. 6개월 이상 지속적으로 바르고 나면 그나마 시원한 느낌도 사라지고 차츰 내성이 붙어 양을 더 늘려야 했다.

실망한 나는 미군 부대에서 나오는 로게인을 구해다 바르기 시작했다. 그것이 세계 최초로 FDA 허가를 얻은 미녹시딜의 제제였다. 하지만 이것도 처음에는 약간의 솜털이 돋아나는 듯했으나 3개월이 지나자 두피가 가렵고 뽀루지 같은 게 하나둘씩 나기 시작했다. 서양인 체질에 맞춘 약품이라 그런지 유분이 많고 끈적거려 아침에는 바를 수가 없었다. 어느 정도 효과가 분명히 있었지만 가렵고 뽀루지가 나는 게 큰 문제였다. K사 발모제와 로게인을 반반씩 섞어 발라 보니 가려움증은 덜했으나 효과가 떨어져서 서너 배는 발라야 동일한 효과를 볼 수 있었다. 그러나 이 정도의 발모제로 대머리가 단박에 치료된다는 것은 애초부터 무리였다. 나는 또 좌절했다.

그때마다 노만 필 박사의 책을 탐독했다. '네가 바라는 것이나 두려워하는 것은 반드시 현실로 나타난다. 왜냐하면 신체는 마음속에 있는 것을 반드시 구현하기 때문이다. 내가 할 수 있다고 생각하면, 나는 할 수 있다'고 그는 말했다.

그 후 검은콩, 식초, 식초 콩, 서목태, 하수오, 치약 등 발모에 효과가 있다는 것은 닥치는 대로 먹고 닥치는 대로 발라 보았다. 두 달간 모든 음식을 끊고 콩으로 된 식품만 먹은 적도 있었다. 두부, 청국장, 미소 된장국, 검은콩 볶음, 낫또 등 콩 한 가마니는 족히 먹은 듯했다. 급기야 소화불량에 소변까지 노랗게 나왔다. 병원에서 케톤 혈증(고단백 저탄수화물 식이요법 시 점차 지방이 주요 에너지원이 되면서, 케톤체의 생성이 많아 소변으로 전부 배설하지 못할 때 혈중에 축적되어 케톤 혈증을 일으킨다) 진단을 받았고, 이 상태가 지속되면 신장질환과 함께 대사성 산증(체내의 잘못된 신진대사 결과로서 과도하게 산성에 치우쳤을 때 발생하는 증상으로, 육식을 주로 하는 고단백 저탄수화물 식이요법 자들에게 주로 발생한다)에 빠질 위험이 있다는 경고를 받았다. 그 당시 내 마음은 머리만 난다면 콩팥 하나 없어지는 것은 아무것도 아니었다. 그러나 보장이 없었다.

다음 단계로 실행한 것은 《본초강목》과 《동의보감》을 참조·응용해서 한방 성분과 마늘을 결합한 요법이었다. 하수오와 백수오를 갈근, 숙지황과 함께 달여 먹는 동시에 육쪽마늘 다섯 개를 짓이겨 즙을 낸 것을 두피에 발라 랩으로 감싼 상태로 숙성시키는 방법이었다. 온 집안에 한약방 냄새가 진동했고, 머리에서 나는 고약한 마늘 냄새는 식구들 모두 견디기 어려워했다.

그즈음 마늘 요법과 함께 치약 요법도 써 보았다. 머리를 감은 후 불소

치약 5그램을 두피에 펴 바르는 것인데, 두피가 타들어 가는 느낌이 들고 눈이 화끈거려 사흘 만에 그만두었다. 그 후로도 여러 가지 방법을 혼합해 보고 민간요법인 죽염이나 맥주를 써 보기도 했다. 한방침, 수지침, 봉침 등을 맞아 보기도 하고 정수리에 뜸을 떠 보기도 했다. 하지만 이런 노력에도 불구하고 머리카락은 점점 더 빠져만 갔다.

의사자격증을 딴 후 대학병원에 들어가자 탈모인을 보는 시각이 그 이전과는 완전히 달라져 있었다. 의대 교수나 피부과 의사에게 왜 그렇게 탈모증이 많은지 의아했다. 특히 미용에 관해 남들보다 더 많은 정보와 노하우를 갖고 있을 피부과나 성형외과 의사도 풍성한 백발보다는 대머리가 더 많았다. 죄송한 말이지만 자신의 탈모도 해결하지 못하는 대학병원 의사가 어떻게 환자의 탈모를 치료할 수 있을까 의심스러웠다.

이런 현실에서 탈모치료를 피부과나 성형외과 전문의한테 맡긴다는 것은 무의미했다. 게다가 피부과나 성형외과 대학 교재에는 남성형 혹은 여성형 탈모증에 관한 언급이 전체 5백 쪽 중 5장 내외밖에 되지 않았고, 그것도 고작 탈모를 분류하고 그에 대한 그림이나 사진이 실려 있는 정도였다. 뿐만 아니라 유전성이나 남성형 탈모증에는 미녹시딜 외에는 별다른 치료방법이 없는 것으로 '잘못' 기술되어 있었다.

이 사실을 알고 난 후 난 대한민국 최초 탈모 전문의사가 되기로 결심했다. 아무도 도전한 적 없고 도전해 볼 생각도 없는 미지의 분야였다. 우선 실험실을 마련하고 실험용 쥐를 대량으로 구입할 판로를 찾아야 했다. 우여곡절 끝에 을지로 5가에서 실험용 쥐를 구입할 수 있었다. 그때 처음으로 실험쥐 수명이 고작 2~3년이라는 것을 알았다. 동물을 끔찍하게 싫어하는 어머니 때문에 과천에 비닐하우스를 하는 지인에게 부탁해 그곳에서 실험용 쥐를 기르기 시작했다. 이후에 과천이 점차 개발되면서 비닐하우스를 철거하게 되었고, 쥐를 사육하는 장소는 헌인릉(현재의 내곡동 주변의 왕릉) 쪽으로 옮겨 갔다.

탈모연구를 위해서는 쥐 털을 모두 깎아내는 게 관건이었다. 백여 마리의 쥐 털을 하루 만에 깎아낸다는 것은 보통 수고가 아니었다. 쥐똥 냄새보다 쥐 오줌 냄새가 몇 배나 더 지독했다. 사료의 표준화도 중요하므로 동물성 사료는 주로 미군 PX에서 나온 강아지 통조림을 가져다 쓰고, 식물성 사료는 중부시장이나 경기도 이천 사료시장에서 토끼용 건초와 톱밥을 사다 먹였다.

9개월에 거쳐 여러 방법들을 적용해 보았고, 여러 차례의 임상실험을 통해 마침내 발모를 이끌어 낼 상관관계를 밝혀내기에 이르렀다. 상관관계에 불과했지만 아주 희망적이었고, 그래서 나는 본격적인 실험을 위해 다니던 병원도 그만두고 매일같이 비닐하우스가 있는 헌인릉에 하루에도 몇 번씩 오갔다. 아침마다 곧바로 헌인릉 비닐하우스로 들어가 밤새 쥐가 잘 컸는지, 털 상태는 어떤지 관찰하는 게 하루의 시작이었다.

이렇게 3년이 지나자 마침내 중요한 사실을 발견하게 되었다. 발견한 발모방법은 생각보다 너무 간단했고, 이때 실험을 기초로 지금의 '트리플 효소 요법'을 완성하게 되었다.

오늘날 성인 5명 중 1명은 탈모로 고민하고 있고, 이제 탈모 인구는 상상을 초월할 정도로 늘어난 실정이다. 이른바 천만 탈모인이라는 말까지 생겨났다. 탈모가 문제되는 가장 현실적인 이유는 자신의 개성을 표현하는 것이 당연시되고 보편화되어 있는 요즘 시대에 머리는 아주 중요한 자기표현 수단 중 하나이기 때문이다. 가장 시각적인 외관이다 보니 한 사람의 전반적인 이미지까지 결정하기도 한다. 또 역으로 그렇게 설정된 이미지의 영향을 받기도 한다. 그다지 긍정적이지 않을 이미지의 영향을. '빠지면 빠지는 대로 그냥 다니면 되고 자기가 당당하면 그만이지, 왜 감추려 난리냐'고 흔히들 말한다. '자신이 마음먹기에 달린 문제이지 않냐'고 말이다. 나도 종종 그런 말을 들었지만, 그런 말은 용기를 불어넣어 주기보단 오히려 가시가 되어 온몸에 박힐 뿐이다.

탈모는 고치지 못할 '절대 운명'이 아니다. 언제든 노력만 하면 새로이 돋아나게 할 수 있는 '가역적인 신체 상태'일 뿐이다. 탈모의 이유야 어찌 됐든 탈모가 치료될 수 있다는 것은 명백한 사실이다. 탈모치료의 가장 우선적인 목표는 머리카락이 나는 것이지만, 여기서 더 나아가 궁극적인 목적은 열등감을 극복하고 자신감을 회복하는 것이다. 목표는 비교적 단기적이지만 목적은 한 명의 당당한 사회구성원으로서의 자존감 회복이라는 장기적인 것이다. 사회에 적응하기 어려워하던 탈모 환자가 치료가 되면서부터는 사회구성원으로서 적극적으로 살아가게 되는 것을 많이 보아 왔다.

'포기하지 않는 이상, 방법은 있다. 그 방법을 이제 하나하나 구체적으로 내 것으로 만들어 보자. 난 기어코 해낼 것이다. 내 머리카락은 내 손으로 돋아나게 하자!' 의사고시를 보는 내내 오로지 그 마음뿐이었다.

한 번도 성취된 적 없는 결과를 얻으려면
한 번도 시도된 적 없는 방법을 사용해야 한다.
-프란스시 베이컨

제2장

기만포인트 VS. 발모포인트

헛소리와 거짓말은 다르다. 거짓말을 하는 사람은 진실을 알지만
의도적으로 진실을 호도하는 것이다. 진실을 말하는 사람은 진실을 알고 있고
또 그것을 우리에게 전달하려고 애쓰는 것이다. 반면에 헛소리를 일삼는 사람은
진실이라는 것은 개의치 않고 그저 우리의 주의를 끄는 데에만 관심이 있을 뿐이다.

─벤 골드에이커(Ben Goldacre)

1. 영양부족으로 탈모가 된다?
그럼 노숙자들은 왜 머리카락이 수북하지?

기만포인트

흔히들 영양이 부족해서 탈모가 생긴다고 생각한다. 하지만 근본적으로 영양부족 때문에 머리카락이 빠지는 경우는 거의 없다. 오히려 영양과잉이 문제를 일으킨다. 영양 상태가 좋고 체격 조건이 좋은 유럽 남자들의 탈모 비율을 보고 깜짝 놀란 적이 없는가? 반면 노숙자들이나 북한주민들을 보라. 수많은 전쟁 포로들의 사진, 6·25 전쟁을 다룬 다큐멘터리, 1, 2차 세계대전 당시의 사람들 모습, 과거 우리 할머니, 할아버지를 보라. 모두 영양 상태가 극단적으로 부실한 상태였지만 그들의 머리카락은 현대인보다 더 풍성하다.

발모포인트 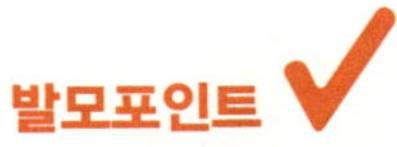

정상적인 실험용 쥐를 같은 환경에서 A군에 100마리, B군에 100마리

키운다. 이 쥐들의 수명은 정해져 있고, 이를 기대수명이라 한다. 먼저 A군의 쥐에게는 충분한 영양을 공급한다. B군의 쥐들은 40%가량 줄인 양의 먹이를 준다. 어떻게 되었을까.

기대수명이 지난 후 충분히 먹인 A군의 쥐들은 대부분 죽었다. 그나마 남은 몇 마리도 병이 들거나 털이 거의 다 빠진 상태였다. 운동 능력이 현저히 떨어져 가만 있거나 움직여도 기어 다니는 정도였다. 반면 40% 줄인 양의 먹이를 공급받은 쥐들은 기대수명이 지나도 대부분 생존해 있었으며, 탈모는 거의 찾아볼 수 없었다. 뿐만 아니라 활발한 운동 능력까지 유지하고 있었다. 놀라움에 가득 찬 과학자들은 강아지, 원숭이, 벼룩, 나

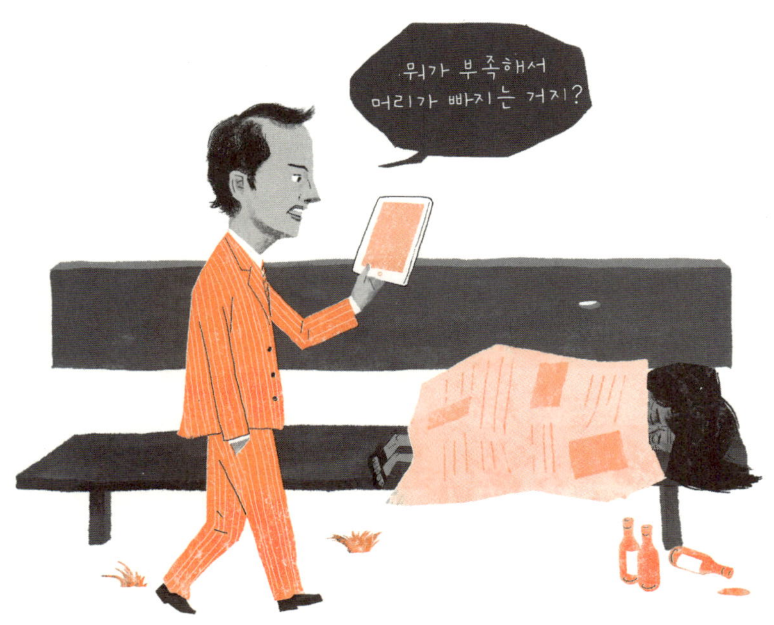

방 등 다른 생물을 대상으로 비슷한 실험을 실시했고, '식사량을 제한한 개체의 수명 연장'이라는 동일한 결과를 얻어 냈다. 이 실험은 1995년 워싱턴 대학 존 홀로스지 교수의 실험이다.

'올드파'라는 사람을 아는가? 아니면 올드파라는 술을 아는가?

러시아에 올드파라는 152세까지 장수한 노인이 있었다. 무색하게 나이만 많고 골골대는 장수노인이 아니다. 100세가 넘어서도 힘은 장사였으며, 120세에는 미모의 45세 과부와 재혼을 하기도 했다. 심지어 소녀가 아기를 갖게 하여 감옥에까지 간 노인이다. 황제가 이를 신기하게 여겨 황실로 초대하여 비결을 찾아보니, 올드파는 물 좋은 곳에서 채식을 하며 사는 사람이었다. 황제는 장수와 정력의 지혜를 얻고자 올드파를 즉시 석방하여 왕실로 초대하였고 그때부터 올드파는 귀족들이 주최하는 파티에 밤마다 초대받았다. 올드파는 산해진미에 마음의 평정을 잃고 평소에 하지 않던 과식을 계속했고, 왕실에서 제공하는 갖가지 호화로운 음식을 마음껏 먹었으나, 1년도 못 가서 사망하였다.

당시 많은 사람들은 152세까지 생존한 올드파의 인체에 의문을 가졌다. 영국 왕립의학협회 주관 하에 당대 최고의 명의인 윌리암 하베의 집도로 신체를 해부한 결과, 올드파는 20대 청년의 내장을 갖고 있었다고 한다. 자연 안에서의 생활, 기름진 육식과 과식이 아닌 채소가 주가 된 소박한 식단, 적당한 노동으로 인한 적당한 땀 배출과 소화 기능 촉진, 충분한 휴식과 수면이 그의 장수 비결이었다.

2. 검은콩을 먹으면 머리카락이 난다?
현미, 조, 수수가 정답이다

기만포인트

검은콩을 비롯한 블랙푸드가 흰머리와 탈모를 방지하고 건강에도 좋다는 이야기에 최근 블랙푸드가 한창 인기다. 실제로 콩 제품을 다량 섭취하는 탈모증 환자들을 수없이 보아 왔다. 그러나 블랙푸드를 많이 먹는다고 해서 흰머리가 검은 머리가 되지는 않는다. 블랙푸드에는 안토시아닌(anthocyanin)이 다량 들어 있지만 정작 멜라닌을 만드는 티로신(tyrosine)은 들어 있지 않다. 흰머리가 되는 이유는 첫째, 멜라닌 형성세포가 노화되었거나 둘째, 티로신을 멜라닌으로 변환시키는 티로시나제라는 효소가 부족하거나 셋째, 티로신이라는 아미노산 자체가 부족하기 때문이다.

검은콩이 발모에도 좋다고 널리 알려져 있다. 그에 대한 의학적 근거는 콩 안에 들어 있는 이소플라본이 여성호르몬과 유사한 효능을 지녀, 남성호르몬인 테스토스테론을 억제하고, 그래서 남성형 탈모증에 효과가 있다는 것이다. 콩이 탈모개선에 긍정적인 효과가 있는 것은 사실이다. 하지만 콩은 탈모치료에 있어서 필요조건은 될 수 있지만 충분조건은 될 수 없다. 콩을 한 가마니 먹어도 머리가 검어지지 않는 것은 물론이고 발모로 이어지기에도 턱없이 부족하다.

발모포인트 ✔

　현미, 조, 수수, 이 세 가지 식사법이 정답이다. 현미 92%, 조 4%, 수수 4%의 비율로 밥을 지어 먹는 것이 좋다. 이 세 가지 조합은 모발형성에 필요한 단백질과 효소 그리고 코엔자임(미네랄, 비타민 등의 보조효소)을 '이상적'으로 갖추고 있다. 특히 조와 수수에는 부분적인 항DHT 효과와 함께 머리카락 형성에 필수적인 아연과 구리, 셀레늄, 마그네슘, 칼륨 등이 풍부하다. 꾸준히 섭취하면 탈모가 줄어들고 발모촉진에 커다란 도움이 된다.

3. 두피에 열이 많아 탈모가 된다고?
동남아나 열대지방 사람들은 모두 대머리인가?

기만포인트

머리에 열이 많은 사람이 그렇지 않은 사람보다는 더 쉽게 탈모가 생길 것처럼 보인다. 머리가 듬성듬성한 아저씨들이 머리에 흐르는 땀을 닦아 내며 식사하는 모습이 어렵지 않게 연상되기도 한다.

그래서 나는 수년간 탈모증 환자의 두피 열을 측정하였다. 2,450장의 두피 열 화상 사진을 비교해 본 결과, 탈모증 환자와 일반인 사이에 아무런 차이가 없는 것으로 나타났다. 머리카락으로 덮여 있어야 할 두피가 외부에 노출되어 있을 때, 복사열과 반사율이 높아 열등고선이 높게 나타나는 경향이 있긴 하였으나, 정상모발을 가진 사람이 삭발한 뒤 열 분포도를 측정해 봤을 때, 탈모증 환자의 열 분포도와 별다른 차이가 없었다.

대개 탈모가 있는 사람이 더 많이 땀을 흘리기는 하나 그것은 두피 열이 높아서가 아니다. 그 원인은 체질적인 부분이 가장 크고 둘째로는 직사광선을 직접 받아 복사열이 증가되는 데에 있다. 게다가 모낭이 폐쇄

되면 모근은 없지만 피지선(sebacious gland)이 더욱 커지고 한선(땀샘)이 발달하여 배출되는 땀의 양이 더 많아진다. 다시 말해 두피에 열이 많아 머리가 빠지는 것이 아니라 반대로 탈모가 두피 열을 올린다는 말이 옳다. 그렇기 때문에 두피 열을 내려서 탈모를 치료한다는 말에는 동의할 수 없다.

발모포인트 ✔

사실 두피의 열보다는 두피의 땀에 더 주의를 기울일 필요가 있다. 땀으로 인해 두피의 청결이 무너지고 피지선이 증가하면, 노폐물과 땀 그리고 피지가 엉켜서 지루성 두피염을 유발하기 쉽다. 이 지루성 두피염이 탈모로 이어지는 경우가 많으므로 초기부터 주의해야 한다.

이런 경우, 동물성 음식이나 달고 짜고 기름진 음식을 피하고, 현미와 채소, 과일 위주로 식단으로 바꾸어야 한다. 아침저녁으로 항균 작용이 있는 티트리 오일 샴푸로 머리를 감는 것도 지루성 두피염을 예방하는 좋은 방법 중 하나이다.

4. 탈모방지용 샴푸가 머리카락을 나게 한다?

기만포인트

탈모를 치료하기 위해서 가장 많이 사용하는 것이 탈모방지용 샴푸다. 그다음으로 두피영양제이고, 일부 의료기관에서는 비타민이나 단백질, 코퍼펩타이드(copper peptide, 이하 '코퍼'), 아미노산 혹은 태반 성분을 주사하기도 한다. 물론 두피영양토닉이나 영양주사가 부분 효과가 있을 수는 있다. 그러나 비타민, 아미노산 등은 입으로 섭취할 때 혈관을 통해서 더욱 효율적으로 흡수된다. 그러므로 탈모치료 시 두피영양제에 과잉 투자해서는 안 된다. 게다가 다시 강조하지만 탈모의 원인은 영양부족보다는 영양과잉이다.

현재 시중에 판매되는 두피외용액 상품의 대부분은 미녹시딜을 제외하고는 청량감을 느끼게 하는 페퍼민트와 멘톨, 살리실산, 고추팅크 등의 성분과 알코올 외용액, 자사의 상품을 선전하기 위한 컨셉 성분 정도이다. 사용 후의 개운한 기분 때문에 왠지 발모가 촉진될 것 같지만 시각적으로 발현되는 발모효과는 거의 없다. 오히려 대부분 알코올 성분이어서 알코올이 휘발하면서 두피탈수를 일으킬 수 있다. 두피탈수는 두피건조와 각질증가의 원인이 될 수 있으니 조심해서 사용해야 한다.

발모포인트 ✔

탈모방지용 샴푸 '제대로' 고르는 법은 다음과 같다.

1. 샴푸의 70%는 계면활성제인데 대부분 석유계나 알코올계 계면활성제이다. 과도한 양의 계면활성제 사용은 두피로부터 자연보호막인 유막을 제거하여 세균이 쉽게 침입할 수 있게 하는 동시에 두피를 건조하게 만든다. 이러한 계면활성제는 화학물질이 대부분이므로 과하면 오히려 탈모를 악화시킬 수 있다. 따라서 식물성이나 천연 계면활성제로 만든 샴푸를 사용하는 것이 도움이 된다.

2. 거품이 잘 나는 샴푸가 좋을까? 그 반대다. 화공약품인 계면활성제가 과도하거나 알칼리성일수록 거품이 잘 나는 거라서, 거품이 과도한 샴푸를 사용하면 두피가 알칼리성이 될 수 있다. 알칼리 상태에서는 세균이나 모낭충 번식이 증가하여, 지루성 두피염이나 모낭염을 유발할 수 있으니 주의해야 한다.

3. 자신의 탈모 종류에 맞는 샴푸를 고를 줄 알아야 한다.

• 기본적으로 PH가 중성에 가까운 샴푸를 고르는 것이 좋다. 두피의 PH는 6, 7 정도이므로 탈모 초기든 아니든 중성 샴푸를 사용하는 것이

좋은 것이다. 특히 머리카락이 가늘어지는 남성형 탈모증이라면 되도록 중성 샴푸를 권한다.

• 지루성 탈모증은 두피에 각질이 많아지고 기름이 껴서 세균이나 곰팡이 때문에 탈모가 오는 경우이다. 이때는 일주일에 한 번 케토코나졸(ketoconasole) 샴푸(니조랄)를, 또 일주일에 한 번은 징크피리치온(zine pyrithion, 이하 '징크')이나 유황 성분 샴푸(셀손)를 사용해 주는 것이 좋다.

• 지성이나 지루성 두피염으로 탈모가 진행되는 경우는 전문적인 기능성 샴푸(티트리 오일 샴푸도 좋음)를 사용하는 것이 좋다. 이 천연 성분은 피

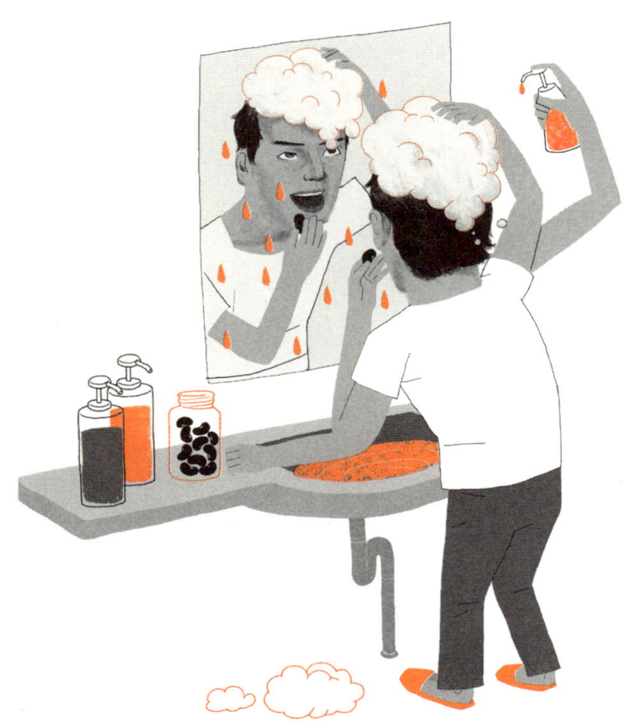

지선과 모근에 침투하여 피지를 줄이고 모낭충 번식을 억제하기 때문에 지루성으로 인한 탈모에 효과가 있다. 하루 두 번 격일로 적용하는 것이 좋다.

• 페퍼민트 성분은 시원한 청량감을 주지만 실제로는 멘톨이 지나치게 포함된 경우가 많다. 멘톨 성분이 많은 경우 두피를 건조하게 하고 각질을 증가시킬 수 있으므로 두피가 민감한 사람에게는 권장하지 않는다.

• 두피가 가렵고 뾰루지가 잘 나는 모낭염에는 일주일에 한 번은 징크나 크램바졸 성분 샴푸를, 한 번은 케토코나졸 샴푸를 사용한다. 어떤 경우이든 약용 샴푸의 사용은 일주일에 2회를 초과하지 않는 것을 기본 원칙으로 한다.

• M자 부위나 정수리에 집중된 탈모증에는 항DHT 효과가 있는 아연(zinc) 남성형 샴푸를 일주일에 두 번 정도 사용하는 것이 좋다. 코퍼가 포함된 샴푸의 경우 매일 사용하는 것도 좋다.

5. 비듬방지용 샴푸가 탈모를 방지한다고?
과잉 효과를 기대하지 말 것!

기만포인트

두피에 각질이 일어나거나 심해져서 옷의 어깨 부분에 각질이 하얗게 쌓여 있는 것을 볼 때가 있다. 당사자는 소스라치게 놀라며 당장 비듬방지용 샴푸부터 구입할 것이다. 이러한 제품은 징크나 케토코나졸이 주성분이다. 이런 성분은 피티로스포룸 오발레(pityrosporum ovale)나 말라세지아(malassezia)와 같은 효모균이 원인이 되어 생기는 비듬에 주로 효과가 있다.

그러나 제대로 된 원인진단 없이 장기간 사용하게 되면 오히려 두피에는 더 심한 자극이 될 수 있다. 약품에 대한 내성이 생겨 추후 비듬균이 더욱 번식할 수 있고 결과적으로 비듬이 증가할 가능성도 높다. 이러한 비듬방지용 샴푸들은 비듬균을 정확히 진단한 후에 일주일에 2회 정도로 제한하여 사용하면 지루성 두피에 좋은 효과를 볼 수 있다.

　탈모와 함께 비듬이 많이 생기면 두피 원인균부터 진단받는 것이 좋다. 번거롭다면 두 가지 비듬방지용 샴푸(헤드 앤 숄더, 니조랄 등)를 번갈아서 일주일에 딱 1회씩만 사용한다. 사용 후 3주 이내에 별 효과가 없을 시에는 효모균과는 관계없는 비듬일 가능성이 높으므로 바로 사용을 중단해야 한다. 이런 경우는 단순한 두피 과각화 현상(두피각질은 28일을 주기로 탈락과 생성을 반복하는데, 이 사이클이 빨라지는 경우 세균성 비듬으로 오인하는 경우가 많다)일 가능성이 높다. 두피 과각화 증상이 있다면 중성 샴푸나 천연 계면활성제 샴푸에 티트리 오일 몇 방울을 섞어 사용하면 탈모완화와 비듬감소 효과를 볼 수 있다.

　비듬 때문에 고생하는 사람이 선택할 수 있는 최악의 방법은 스테로이드 외용액을 두피에 바르는 것이다. 많은 환자들이 빠른 비듬제거 효과를 얻기 위하여 두피전용 스테로이드 액체를 처방받아 사용하는데, 이 경우 효과는 즉시 나타나는 것 같지만 오히려 곰팡이, 세균, 효모균이 더 증식하며, 없던 비듬균까지 나타날 수 있고 만성 지루성 두피염으로 진행되어 치료 자체가 아예 불가능해지기도 한다.

6. 두피영양제가 머리카락을 나게 한다고?
탈모방지를 위한 보조적인 방책일 뿐

기만포인트

다리에 두피영양제를 바르고 지금부터 하루 종일 마사지해 보라. 다리 털이 굵어지거나 새로운 털이 나오는가? 탈모증 환자들이 샴푸 다음으로 관심을 많이 갖는 것이 두피영양제이지만, 이는 경제적인 부담만 가중시킬 뿐이다.

두피영양제로 관리를 받으면, 두피혈관의 혈행이 촉진되고 림프의 순환을 도와 탈모방지에 도움이 될 수는 있다. 그러나 이 방법은 발모의 주된 방법이라기보다는 탈모방지를 위한 보조적인 차원으로 이해해야 한다.

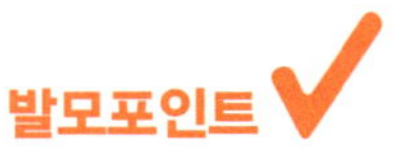

발모포인트

머리는 영양분이 부족해서 빠지는 것이 아니라 대부분의 경우 DHT

때문에 빠지는 것이다. DHT는 남성호르몬인 테스토스테론의 2차 대사물이며, 유전성 소인이 있는 남성 또는 여성의 두피 모낭을 공격하여 남성형 탈모를 일으킨다.

두피영양제를 구입하기 전에 발모 성분이 들어 있는지부터 꼼꼼히 따져 봐야 한다. 두피영양제의 성분인 케라틴이나 시스틴, 단백질 등은 모발 성분으로 그럴듯해 보이지만 절대 발모 성분이 아니다.

두피영양제를 고를 때, 다음 성분 중에서 2가지 이상은 반드시 포함되어야 한다.

• 혈관 확장 성분 : 미녹시딜은 두피의 모낭에 공급되는 모세혈관을 확장시키는 동시에 혈관 외피 성장인자와 두피 면역시스템을 자극하여 탈모를 적극적으로 방지하는 성분으로, FDA에서 승인된 우수한 탈모치료제이다.

• DHT나 5알파 환원효소 억제 성분 : DHT가 생성되는 과정에서 결정적인 역할을 바로 5알파 환원효소가 하기 때문에, 유전성 탈모 소인이 있는 사람일지라도 5알파 환원효소를 억제하면 탈모를 예방할 수 있다. 특히 '트리플엔자임 콤플렉스'는 5알파 환원효소를 억제할 수 있도록 고안된 것이다. 이런 DHT나 5알파 환원효소 억제 성분으로는 코퍼, 아연, 카테킨 등이 있다.

• 피지 억제 성분 : 카테킨, 징크

• 각질 완화 및 세포 재생 성분 : 덱스판테놀, 트레티노인

• 항산화 성분 : 피토케미컬, 카테킨

7. 두피 마사지를 하면 발모가 된다고?

마사지 효과는 당신의 모낭혈관까지 도달하지 못한다!

기만포인트

두피 마사지를 받으면 모공이 뻥 뚫리는 것 같고 아주 시원하기 때문에 마치 머리카락이 재생되는 것처럼 느껴진다. 하지만 마사지를 받는 부분은 죽은 각질세포 수십 층으로 이루어져 있는 표피이다. 모낭이 존재하는 표피보다 훨씬 깊은 진피에까지 마사지의 효과가 도달하기에는 무리가 따른다. 이러한 두피 마사지나 두피관리의 근본적인 목적은 심신안정과 두피 근육을 이완하는 정도로 받아들이는 것이 바람직하다.

발모포인트 ✔

두피혈관의 혈행을 촉진하기 위한 방법으로는 두피 마사지보다 후두부동맥(occipital artery, 두피 전체에 혈액을 공급한다)이 지나가는 어깨 근육과 승모 근육, 후두부 근육 마사지가 좋다. 이 부분을 수시로 마사지해 주는 것이 보다 효과적으로 두피혈행을 촉진하고 신진대사와 산소 공급을 원활히 할 수 있는 방법이다. 주로 자는 동안에 모낭이 회복되고 성장호르몬이 분비되므로 충분한 수면도 중요하다. 되도록 낮은 베개가 좋고 뒤통수보다는 목을 받쳐 주는 베개를 사용한다.

마사지 방법은 다음과 같다.

• 양손바닥으로 어깨에서 목 부위까지 당기듯 쓸어 올린다. 양 엄지로 견갑골 주위를 작은 원을 그리면서 누른다.

• 후두부 근육과 승모 근육을 눌러 주고 당겨 주며 마사지한다.

8. 모발이식을 한 번에 5천 모씩 할 수 있다! 게다가 생착률이 99%라고?

2.88초당 한 올을 심다니! 신의 손인가?

기만포인트

흔히 많은 사람들이 모발이식을 후두부 조직의 머리카락을 뽑아서 탈모 부위에 옮겨 심는 것으로 알고 있다. 이것은 완전히 잘못된 상식이다. 화분의 화초를 옮겨 심을 때 화초만 뽑아서 다른 화분에 심으면 화초가 제대로 살 수 있을까? 모발이식도 마찬가지이다. 단순히 후두부 조직의 머리카락만 쏙 뽑아 탈모 부위에 심는다면 100% 사망한다. 모발이식은 뒤쪽에 있는 머리카락을 뽑기만 하는 것이 아니라 조직의 진피와 피하조직의 일부까지 직육면체로 도려내야 한다. 단일 모낭에 붙은 조직을 통째로 옮겨 심는 시술인 것이다.

그런데 여기에 하나의 키포인트가 있다. 후두부 조직과 주로 탈모가 일어나는 M자 부위나 정수리의 두께가 판이하게 다르다는 것이다. M자 부위나 정수리는 두피 조직이 얇아져 있는 경우가 대부분이다. 반면 후두부는 두텁고 말랑말랑하며 부드럽기까지 해서 혈관 발달이 용이하고 혈액 공급도 풍부한데, 이것이 머리카락이 자라기에 좋은 환경이다. 후두부의 모발이 잘 빠지지 않는 이유는 DHT에 대한 감수성 차이 외에도 이처럼 조직학적 차이 때문이기도 하다.

후두부의 좋은 환경에서 자라던 모발이 열악한 환경인 M자 부위나 정수리로 이식되어 왔을 때, 공급되는 혈류가 줄어드는 동시에 기존의 머리카락들과 경쟁해야 하는 상황까지 생긴다. 경험이 적고 의욕이 앞선 의사들은 무리해서 촘촘히 심는 경향이 있는데, 이런 경우 후두부의 좋은 환경에서 열악한 환경의 전두부로 옮겨진 데다가 기존 머리카락과 경쟁까지 해야 하는 이식된 모낭이 살아남기는 더욱 어려워진다.

모발이식을 상담하러 온 환자에게 나는 한결같이 이렇게 말한다. "환자분의 모발밀도를 토대로 수술의 골든타임(시술의사가 체력과 집중력을 최고로 발휘하여 수술할 수 있고 수술 후 모발이 안전하게 생착할 가능성이 높은 시간을 말한다)과 생착률을 고려했을 때, 한 번의 수술로 이식 가능한 모발은 모낭단위 1,700~2천 모가량이 적당합니다." 이런 대답을 들은 환자의 얼굴에는 실망한 기색이 역력하다. 이유는 한 번에 5천 모 이상 심을 수 있다는 광고에 익숙해진 탓이다. 인터넷 광고를 보면 골든타임인 네 시간 동안에 5천~8천 모까지 심을 수 있고 생착률도 99%에 육박한다며, 가격까지 50% 할인해 주는 곳도 심심치 않게 볼 수 있다. 최신 방법인 PRP(Platelet Rich Plasma, 혈액을 원심 분리하여 얻어 낸 혈소판이 풍부한 혈장으로 탈모 부위에 혈소판 줄기세포를 주사하는 시술) 줄기세포 요법으로 생착률을 획기적으로 높일 수 있다고도 말한다. PRP 줄기세포 요법은 분리된 혈소판 세포의 빨리 증식하는 성질을 이용하여 탈모 부위에 주사하면 죽어 있는 모낭에 생착하여 성장을 촉진시킬 수 있다는 아이디어다. 귀가 솔깃할 수밖에 없다. 모발이식을 고민하는 환자들의 관심은 온통 한 번의 수술로 심을 수 있는 머리카락의 양과 그 비용일 테니 이런 광고에 눈이 갈 수밖에 없는 것이다.

모발이식에 관한 잘못된 정보와 허위 광고의 끝없는 유혹은 모발이식이 탈모의 유일한 치료방법인 것처럼 여기게끔 한다. 그러나 탈모인들이여 한 번이라도 과학적으로 이성적으로 생각해 보자.

네 시간 동안에 5천 모를 심는다면 한 모를 심는 데 드는 평균 시간은 얼마일까? 요즘의 모발이식은 단일 모낭단위 이식이므로 하나의 식모 그래프트 기구에 하나의 모낭이 장착된다. 단일 모낭을 현미경으로 보면서 조심스럽게 집도로 분리하고 식모 그래프트 기구에 모낭을 장착해야 한다. 세심하게 디자인을 고려하면서 모낭을 두피에 조준하고 슈팅하는 데까지 아무리 빨라도 10초는 걸린다. 그렇다면 산술적으로 계산해 보더라도 1분에 여섯 모, 한 시간에 360모가 최대이며, 네 시간 동안 앉은 자리에서 1초도 쉬지 않고 같은 속도로 꼬박 수술을 했을 때 모낭 1,440개를 심는 게 가능하다. 한 모낭에 한두 개의 모발을 심는다고 해도 2천 모 내외이다. 네 시간에 5천 모를 심는다는 가정을 해 보면, 2.88초 당 한 모를 심는 꼴이다. '타코야키 뒤집는 생활의 달인' 수준으로 모발이식을 하는 병원에 과연 당신은 가고 싶은가?

수천 건 이상 모발을 이식한 경험이 있는 권위 있는 교수들의 경우 대개 골든타임을 네 시간 내외로 보며, 수술 시간이 길어질수록 생착률은 떨어진다고 말한다. 또한 골든타임 내에 생착률을 높이며 모발을 심을 수 있는 수량으로 모낭단위 1천 모 내외가 적당하다고 보는 견해가 많다.

또한 이식 후의 기본적인 생착률이 90% 이상이라면 굳이 PRP 줄기세포를 모발이식에 적용할 필요가 있을까? 단지 몇 %의 생착율을 높이기 위해? 그것이 아니라면 애초에 생착률이 몇 %였을까? 15년이 넘는 경력으로도 이들의 두서없는 의료광고는 이해하기 어렵다.

따라서 이러한 문제점들을 감수하고 넓은 탈모 부위 전체를 한꺼번에 해결하려 하기보다는 적절한 양으로 1차 수술을 해 본 뒤, 1차 수술 후의 결과와 약물 치료에 대한 반응을 살피면서, 1년 정도의 간격을 두고 2차 수술을 하는 것이 바람직하다.

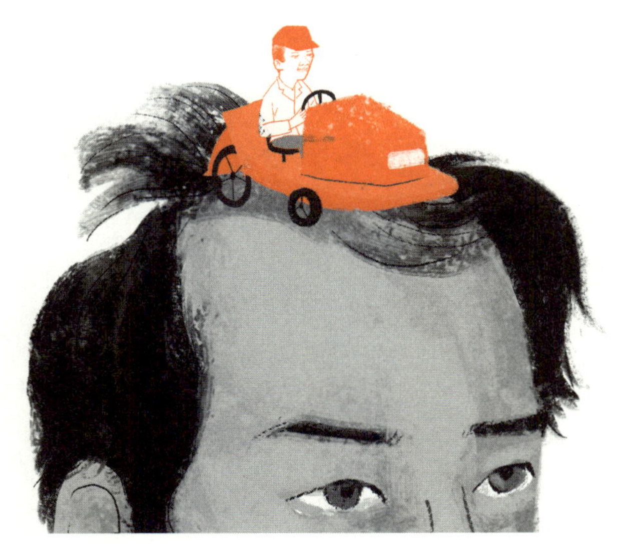

　모발이식 병원을 잘 선택하려면, 우선 광고의 허위 여부를 잘 간파해야 한다. '5천 모 이상'을, '한 명의 의사'가, '단시간 이내' 이식하여, '99%의 생착률'을 보장하며 '통증과 부작용은 없다'고 주장하는 의사와 의료기관은 일단 피하는 것이 좋다. 그래도 한 번에 5천 모 이상을 단시간 내에 심어야 하는 상황이고 생착률 높은 병원을 선택하고 싶다면, 의료진이 최소한 세 명 이상 동시에 근무하는 병원을 찾는 것이 좋다. 그래야 골든타임 내에 수술이 가능할 수 있다. 하지만 이 방법도 그다지 권장하고 싶지 않다.

　모발이식은 이를 테면 '제로섬' 게임이 아니라 '마이너스섬' 게임이다. 남아 있는 모발을 최대한 아끼면서 신중하게 이용해야 한다. 뒷머리 모발이라고 해서 무한대로 자라는 것이 아니다. 수술을 하면 진피 부근까지 도려내므로 한 번 이식되면 모낭은 영원히 사라지는 것이다. 후두부 조직을 두세 번 이상 떼어내면 두피위축이나 켈로이드(keloid, 수술 부위가 뻘겋게 솟아올라 집게발 모양으로 돌출되면서 원래 손상받은 부위보다 넓고 단단하게 융기한 것)가 생길 수 있으며, 뒷머리가 껑충 올라가게 되어 가발을 쓴 것 같은 머리 모양이 되기도 한다.

　따라서 과장 광고를 뒤집는 병원이 좋은 병원이다. '이식의 부작용을 상세히 안내'해 주고, '의사가 직접 시술'하며, '현미경 시스템과 냉장 시스템'을 갖추고, 한 번에 '모낭단위 1,800~2천 모' 정도 이식하는 곳이 가장 꼼꼼하고 책임감 있는 병원일 가능성이 높다. 아무리 많아도 3천 모 이상은 되지 않는 곳을 찾도록 하자.

9. 모발이식은 모발 더하기?

모발이식은 더하기가 아닌 나누기. 잘못 나누면 빼기!

기만포인트

한 번에 8천 모를 심을 수 있다고 말하는 곳도 있다. 물론 심을 수는 있겠지만 8천 모는 일생 동안 옮겨 심을 수 있는 모발의 최대치다. 한 번에 다 심어 버리고 나면 나중에 다른 부분이 더 빠졌을 때는 정말 방법이 없다. 더욱이 탈모 초기이거나 탈모가 계속해서 진행되고 있을 때에는 더 신중해야 한다. 모발이식을 했으나 다른 부위에서 계속해서 탈모가 진행된다면, 더 이상 손쓸 방법도 없고 '동자승 아일랜드' 현상이 되기 때문이다.

가장 중요한 점은 발모를 위한 모든 노력을 다 기울이고 나서 더 이상의 치료방법이 없을 때 비로소 모발이식을 고려해 봐야 한다는 것이다. 그러므로 20~30대 초반의 젊은 사람들에게는 가급적 모발이식을 권하고 싶지 않다.

　탈모에 좋은 치료법은 FDA가 승인한 DHT 억제 약물인 프로페시아와 KFDA의 승인을 받은 아보다트를 이용하는 것이며, 바르는 발모제는 미녹시딜과 코퍼 정도이다. 이 두 가지의 시너지 효과를 보기 위해서는 인체의 호르몬 밸런스를 정상화하는 '트리플 효소 요법'이 반드시 전제되어야 한다. 이 방법은 초·중기 탈모증 환자의 경우 90% 이상 효과를 볼 수 있다(트리플 효소 요법에 대해서는 5장에서 상세히 소개하겠다).

10. 두피 스케일링으로 머리카락이 난다고?

강제로, 과하게 제거하면 도리어 문제가 심각해진다

기만포인트

두피관리센터나 심지어 일부 병원에서도 소위 두피 전문가라는 사람들이 다음과 같은 말을 한다. 건강한 두피는 비듬과 각질이 없어야 한다고. 또 모공이 열려 있는 상태여야만 두피 호흡과 피지 분비가 원활하게 이루어져 모발이 잘 성장한다고 주장하기도 한다. 모니터를 통해 각질을 보여 주며 반드시 스케일링을 통해 제거해야 한다고 불안감을 조성하기도 한다.

그러나 두피 현미경으로 보이는 모공 주변의 각질은 대부분 정상적인 각질인 경우가 많다. 이것은 머리카락이 표피를 뚫고 나오는 과정에서 외모근초라는 머리카락의 외피가 벗겨진 것으로 지극히 정상적인 상태이다. 신생아가 태어났을 때 이불을 덮어서 보호하는 것처럼, 모공 주변의 각질이 신생 머리카락을 보호하는 역할을 한다. 눈을 보호하는 속눈썹과도 같아서 모공으로 먼지나 세균이 들어가는 것을 방지하는 것이다.

물론 모니터 화면상에서 두피가 붉고, 하얀 판 모양의 두꺼운 각질(인설)이 덕지덕지 붙어 있을 경우에는 지루성 두피염으로 치료관리 대상이 될 수 있다. 하지만 이런 경우도 섣불리 두피관리센터의 강한 압력분사 기구를 사용하거나 면봉으로 억지로 모공 부위의 각질을 떼어내면 오히려 2차 세균 감염의 위험이 있다는 걸 명심해야 한다.

발모포인트 ✔

지루성 두피염은 곰팡이에 의한 반응인 경우가 많아 홍반과 염증을 동반하는 염증 질환이다. 그러므로 두피관리보다는 트리플엔자임 콤플렉스 효소액이나 원인균을 다스리는 약제, 케토코나졸(니조랄)이나 징크, 유황 성분 샴푸(셀손)를 사용하면 좋은 효과를 볼 수 있다. 또한 앞에서 밝힌 바와 같이 이러한 약용 샴푸는 어떤 경우에도 일주일에 2회를 넘어서는 안 된다.

11. 줄기세포를 이용한 치료가 유일한 방법?

줄기세포는 '미래'의 대안일 뿐, 어떤 안전성도 효능도 검증된 바 없다

기만포인트

스킨, 로션, 재생크림, 수분크림에 이르기까지 줄기세포 화장품이 넘쳐나다 못해 이젠 탈모치료에까지 등장하고 있다. 하지만 이러한 탈모 관련 줄기세포 제품에는 줄기세포 펩타이드나 성장인자들을 이용한 '줄기세포 활성화제'를 사용하는 경우가 많다. 그러나 줄기세포 기술을 이용하는 것과 줄기세포가 포함되어 있는 것과는 전혀 다른 말이지 않은가.

또 줄기세포가 주름 제거, 발모 등에 마치 신비의 명약인 양 광고하지만, 정작 가장 중요한 줄기세포의 효능과 안전성은 국내외를 막론하고 어디에서도 공식적으로 검증된 바가 없다. FDA에서도 아직까지 효능과 안전성을 허가해 주지 않았다. 줄기세포 배양액을 이용하는 제품의 경우, 죽은 세포나 변이된 세포가 포함되어 있을 수도 있고, 또 온도를 일정하게 유지해야 하는 등 민감한 부분들이 분명히 있는데도 불구하고, 이에 관한 아무런 유통 관련 규정이 전혀 없는 실정이다. 실제로 식약청의 한 관리자는 공중파 르포 방송을 통해 줄기세포 화장품의 효능에 대해 현재까지 정부가 인정한 바가 없으며, 아직 검토 중인 상황이라고만 밝힌 바 있다.

설사 줄기세포를 이용한 치료법이 일시적으로 효능이 있다고 해도 근본적인 문제가 해결되는 것이 아니다. 탈모를 치료하기 위해서는 기본적으로 유전성과 자연노화를 동시에 해결해야 한다. 줄기세포는 미래의 대안은 될 수 있을 것이다. 그러나 탈모 환자에게 탈모란 미래에 언젠가 고쳐야 하는 질환이 아니라 지금 당장 해결해야 할 절박한 실존적인 문제인 것이다.

발모포인트 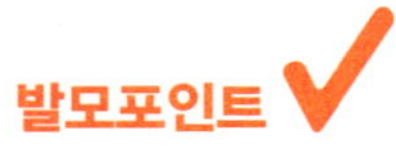

대부분의 탈모는 남성호르몬으로부터 유래된 DHT에 대한 유전성이 발현된 남성형 탈모증이거나 텔로미어가 개입된 자연노화 현상이다. 두피손상이나 두피염증의 후유증으로 탈모가 있는 사람이라면 줄기세포 치료가 대안이 될 수 있다. 줄기세포 치료를 비교적 안전하게 받고 싶은 환자들은 PRP 시술을 고려해 볼 수도 있다. PRP는 혈액을 원심분리하여 얻어 낸 혈소판이 풍부한 혈장을 말한다. 여기에 줄기세포를 주사해 주면 탈모 부위 모근이 강화되어 발모에 도움을 주는 방식이다.

하지만 이것 역시 효과가 확실히 검증된 것은 아니어서 개인적으로는 권하고 싶지 않다. 현재 줄기세포는 여전히 불확실하고 미완성된 치료법이다. 모발이 제대로 성장하도록 하기 위해서는 최소 1년 이상 꾸준히 호르몬 불균형과 자연노화라는 두 가지 문제를 동시에 해결해야 하는데 한 달에 두세 번씩 맞는 줄기세포 주사 요법으로는 부족할 수밖에 없고, 아직까지는 탈모치료의 보조수단 정도로만 받아들여야 한다.

12. 피나스테라이드(finasteride)가
정력을 약화시킨다고?
부정적 사고, 탈모로 인한 열등감이 더 심각한 문제다

기만포인트

피나스테라이드는 전립선 비대증 치료약으로 FDA가 1992년에 승인한 약이다. 이 약은 '프로스카'라는 이름으로 처음 발매되었고, 많은 이들이 실제로 발모효과를 봤다고 보고된 바 있다. 그 후 수년간 수많은 대학병원에서 효과와 안전성을 인정받았고, 1997년에 탈모증 치료제로서도 허가를 받았다. 지금은 '프로페시아'라는 이름으로 바뀌었고 20년 넘는 시간 동안 '단기간 내에 최고로 많이 판매된 약'으로 알려져 왔다.

그런데 이 피나스테라이드가 정력을 약화시킨다는 오해를 갖고 있는 사람들이 있다. 하지만 이 또한 부분만 보고서 하는 말일 뿐이다. 모든 약에 일부 부작용이 있는 것처럼 피나스테라이드도 예외가 아닐 따름이다. 이 약을 6개월간 매일 저용량(1mg) 복용한 탈모증 환자 중 과반수가 유의할 만한 머리카락이 났고 나머지 50%는 더 이상 탈모가 진행되지 않았다. 복용군의 3~5% 정도가 성욕감퇴를 경험했으며, 플라세보(위약) 투여 시 1.7% 정도로 더 적게 나타났다. 복용 기간이 1년 이상으로 늘렸을 경우 성욕감퇴의 부작용은 점차 줄어들었다. **약의 효용성보다 그로 인해 나타날 수 있는, 복용군의 3.5%에만 나타난 부작용 확률을 더 유의하게 여길 때, 선택권은 의사가 아닌 환자에게 있다.** 즉 피나스테라이드는 예측가능한 3.5%의 부작용의 문제가 아니라 탈모인들의 능동적인 선택의 문제이다.

발모포인트 ✔

피나스테라이드는 모낭에서 과잉 분비된 5알파 환원효소의 작용을 감소시킴으로써 모낭에 유해한 DHT의 생성을 막는다. 실제로 1년 반 동안 이 약을 꾸준히 복용한 수천 명의 탈모 환자들 중 70% 이상이 탈모가 정지되거나 개선되는 결과를 보였다. 또한 탈모 부위의 약 60%에서 발모 효과를 보였다.

탈모 환자에게 있어 피나스테라이드야말로 가격 대비 효과와 안전성이 가장 뛰어난 약이라고 할 수 있다. 참고로 지루성 탈모증이 동반된 경우, 피나스테라이드와 거의 동등한 효과를 보이는 두타스테라이드도 고려해 볼 수 있다.

13. 미녹시딜은 쉐딩(shedding) 현상을 일으킨다?

쉐딩이 아닌 모발사이클이다!

기만포인트

'미녹시딜이 도리어 탈모를 일으킨다'는 잘못된 정보와 불량 제품을 그럴듯하게 포장한 위장전술에 현혹되어, 엉뚱한 두피영양토닉을 구입하는 경우가 많다. 실제로 효과가 거의 없는 두피영양토닉의 판매량이 미녹시딜의 판매량을 훨씬 뛰어넘고 있다.

발모포인트 ✔

현재 시중에서 판매되고 있는 미녹시딜도 FDA의 공인을 받은 약으로 피나스테라이드, 두타스테라이드와 함께 그 효능이 널리 인정되고 있다. 보통 미녹시딜의 효과는 6~8주 사이 나타나기 시작하며 12~16주에 최고에 달한다.

지난 20년간의 연구 결과, 미녹시딜은 50% 이하의 환자에게서만 발모효과가 있었다. 발모효과가 나타나지 않은 경우여도 남성형 탈모의 진행을 상당 부분 완화시켰다. 또한 40세 이하, 혹은 초기 탈모증 환자에게 효과가 더욱 좋았다. 이에 미녹시딜의 불충분한 효과를 다음 두 가지 방법으로 보완하였다. 두 가지 방법 모두 미녹시딜만 단독으로 사용했을 때보다 상승효과를 얻을 수 있었다.

첫 번째는 0.01%의 트레티노인을 5%의 미녹시딜과 병용 투여하는 방법이다. 이 방법을 적용하면 17.5% 정도 향상된 탈모치료 효과를 볼 수 있다. 또한 신생 모발의 출현빈도가 잦아지는 것도 발견할 수 있다.

두 번째는 어성초, 자소엽, 녹차잎 알코올 추출 콤플렉스를 병용 투여하는 방법이다. 이 방법으로 미녹시딜로 인한 가려움증이 70% 완화되고, 시너지 효과가 무려 35% 이상 증가함을 알 수 있었다. 또한 미녹시딜로 인한 부작용인 모낭염과 소양증이 70% 이상 감소되기도 했다.

쉐딩 현상이란 일시적으로 탈모량이 증가하는 것을 말하는데, 미녹시딜 초기 사용자의 10% 미만에서 나타났다. 그러나 이는 빠져나갈 퇴행기 모발이 빨리 휴지기로 돌아서고 새로운 신생모가 발현될 수 있도록 하기 때문에, 쉐딩이 아닌 사이클로 보는 것이 옳고 일종의 호전반응이라고 할 수 있다.

설명한 두 가지 방법을 통해 미녹시딜의 부작용을 최대 70%까지 감소시킬 수 있다. 미녹시딜은 제한적인 발모효과 및 일부 부작용이 있음에도 불구하고, 남녀 탈모증 환자들이 우선적으로 선택할 수 있는 아주 우수한 치료제이다. 또한 미녹시딜의 효과를 극대화하고 부작용을 줄이는 동시에 덱스판테놀과의 콤비네이션 효과로 발모율을 높인 카파시딜이란 제품을 적극 권장한다.

단 미녹시딜 사용자의 8%에서 20% 정도는 가려움증과 뾰루지, 홍반 등이 나타날 수 있다. 이런 경우에는 어쩔 수 없이 사용을 중지하여야 한다.

미녹시딜의 다양한 메커니즘

어렵지만 유익하니 슬쩍 읽어 보길.

• 미녹시딜의 칼륨채널 효과

미녹시딜이 모낭에서 미녹시딜설페이트로 대사되어 칼륨채널을 열어 세포 내 칼슘 농도를 낮춘다. 모낭 배양 실험에서 칼슘이 있을 때, 모낭의 성장이 표피성장인자(epidermal growth factor)에 의해 억제되는 것이 확인되었다. 그러므로 미녹시딜에 의한 칼슘 농도 저하는 모낭의 성장을 돕는 결과를 낳는다.

• 미녹시딜이 세포에 미치는 효과

PGHS(prostaglandin endoperoxide synthase)라는 물질은 모낭의 생장기와 퇴행기의 모유두에서 발견되는데, 이것의 활성이 미녹시딜에 의해 촉진된다.

• 미녹시딜이 혈관내피 성장인자(vascular endothelial growth factor)와 그 수용체에 미치는 영향

미녹시딜은 혈관내피 성장인자와 그 수용체의 발현을 증가시켜 모낭으로 가는 혈관생성을 촉진한다.

14. 탈모의 원인은 만성피로,
피곤은 간 때문이야?
간은 죽기 직전까지 착한 일만 하다 간다

기만포인트

요즘 밑도 끝도 없이 "피곤한 건 간 때문"이라고 노래하는 게 유행이다. 핑계거리를 대기 좋아하는 현대인들에게 '피로의 원인은 간'이라고 지적하는 이 광고가 확실히 어필했던 듯하다.

탈모치료를 하다 보면 만성피로를 호소하는 환자들이 의외로 많다. 실제로 탈모는 만성피로와 함께 찾아오는 경우가 대부분이다. 그러나 만성피로증후군 환자의 대부분은 정상적인 간 수치를 보인다. 게다가 실제로 간이 피로해져서 몸이 피곤한 경우는 거의 없다. 간 이상으로 몸이 피곤할 정도면 이미 간염이나 간경화 초기일 수 있다. 우리의 간은 웬만큼 힘든 일로는 티도 내지 않으면서 죽기 직전까지 착한 일만 하기 때문이다. 만성피로와 탈모가 같이 오기는 하지만 그 이유가 간 때문은 아니다.

만성피로의 주된 원인은 과식과 수면 부족이다. 뇌에서는 '피곤'이라는 신호를 계속 보내는데도 많은 사람들이 밤이 새도록 먹고 또 먹고, 마시고 또 마신다. **발모를 원한다면 간을 탓하지 말고 그만 먹고 빨리 자라.** 피곤을 느끼게 만드는 것은 간 기능 저하라기보다는 과식과 수면 부족이 우리의 골을 때려서다. 그래서 피곤하게 하는 사람을 보면 "저 사람 골 때린다"고 하는 것이다. 참고로 골을 때린다는 것은 자체 경보시스템이 작동했다고 보면 된다. 뇌신경에 신호를 보내서 강제적으로 휴식을 취하도록 만드는 것이다. 이것이 바로 피곤이라는 신호로 우리에게 나타난다. 피곤하다는 것은 간에 대한 경고가 아니라 뇌가 shut down 되기 직전이란 경고이다.

이는 우리 뇌가 너무 단순해서 쉽게 착각하기 때문에 생기는 현상이다. 과식을 하면 앞으로 큰일을 감당하기 위해 많이 먹는다고 생각한 나머지 뇌는 비상사태에 돌입한다. 사실은 먹고 잠잘 일만 남았는데 말이다. 큰일을 대비하기 위해 우리 뇌는 스트레스 호르몬, 즉 스테로이드 호르몬을 함께 분비시키는데, 잠이 부족해도 마찬가지다. 뇌는 바보라서 잠을 안 자도 주인이 큰일을 하려나 보다 하며 비상사태를 선포한다. 이때 증가된 스테로이드 호르몬의 영향을 받으면 쉽게 탈모로 이어진다. 결론적으로 많이 먹고 잠을 덜 자면 첫째 만성 피로가 오고, 둘째 복부 비만이 오고, 셋째 탈모가 오는 것이다. 과식과 수면 부족으로 인한 확실한 3단계 결과이다. 간 때문이 아니라 바로 이렇게 쉽게 착각하는 '골' 때문이라는 것을 알아 두자.

제3장

사례로 살펴보는 탈모의 원인과 치료

우리에게 당면한 중요한 문제들은 그 문제가 만들어졌을 때의 사고 수준으로는 해결될 수 없다.

−알버트 아인슈타인(Albert Einstein)

탈모의 원인
바로 알기

　탈모의 주원인은 두 가지이다. 첫째 DHT에 의한 '유전성 발현', 둘째 텔로미어로 설명되는 세포 노화와 효소의 고갈로 인한 '자연노화'이다. 그러므로 먼저 유전성이 발현되는 메커니즘을 알아야 하며, 그런 다음에는 자연노화를 미루는 방법을 알아야 한다. 지금부터 말하는 것은 어렵더라도 반드시 이해하도록 하자.

DHT에 의한 유전성 탈모

　　　　　머리카락과 호르몬은 매우 밀접한 관계가 있다. 특히 남성호르몬은 남녀 모두에게 털이 많고 적음을 결정한다. 남성호르몬이 본격적으로 활성화되는 사춘기 이전에는 탈모가 거의 일어나지 않고, 사춘기가 되어 남성호르몬이 왕성하게 분비되고 '남성호르몬에 대한 유전자 부호가 발현'되면서 탈모가 시작되는 것이다. 여성의 경우 남성호르몬이 상대적으로 적긴 하지만 역시 유전자 부호가 발현되면

20대라도 숱이 줄어드는 건 마찬가지이다. 또한 여성은 폐경기 이후 남성호르몬이 증가하게 되는데, 그래서 이때 탈모가 진행되는 경우도 많다. 특히 최근 들어 탈모증 환자가 급증하는 것은 서구화된 육류 위주의 식단이 남성호르몬 분비의 방아쇠 역할을 하고 있기 때문이다. 대표적인 남성호르몬에는 테스토스테론이 있다. 정확히 말하면 이 테스토스테론 때문에 탈모가 생기는 것이 아니라 '테스토스테론이 5알파 환원효소의 영향으로 변환된 DHT' 때문이다.

그러나 **단순히 남성호르몬이 많다고 해서 탈모가 생기는 것은 아니다.** 사춘기가 지나고 남성호르몬이 왕성하게 분비되더라도 유전적 소인이 없는 사람이라면 탈모가 오지 않는다. 마치 복숭아를 여러 사람이 같이 만져도 복숭아털에 대해 감수성 소인을 가진 사람만 알레르기가 일어나고 감수성 소인이 없는 사람은 아무렇지도 않은 것과 같다.

즉, DHT의 과도한 생성과 유전적 소인의 유무가 당신의 탈모를 결정한다. 5알파 환원효소는 주로 전립선, 모낭, 피지선 등에 분포되어 있고, 특히 이마나 M자 부위, 정수리 부분의 모낭에서 DHT가 더욱 많이 만들어진다. 바로 이때 유전적 소인이 있는 사람만이 DHT가 모낭과 격렬한 반응을 하여 모낭이 위축되고, 머리카락이 가늘어지다 결국 빠지는 것이다. 여성들도 정수리 부분은 DHT의 공격을 받으면 쉽게 빠진다. 하지만 탈모가 심해져도 대부분의 여성들이 전두부는 그대로 유지되는 경우가 많은데 그 이유는 다음과 같다. 여성의 전두부 부근의 모낭에는 5알파 환원효소보다 '아로마타제 효소'가 우세하기 때문이다. 아로마타제 효소는 남성호르몬을 여성호르몬으로 변환시키기 때문에 결과적으로는 여성의 탈모방지에 한몫을 하게 된다.

한편 지루성 두피염은 확실히 탈모를 유발한다. 5알파 환원효소가 있는 주된 부위 중 하나가 피지선이다. 그러므로 피지선이 발달하면 5알파 환원효소가 더욱 증가한다. 설상가상으로 탈모가 진행되면 그 부위 모낭은 폐쇄되지만 그 모낭에 있던 피지선은 그대로 존재하거나 더 커지는 경향이 있다. 그 결과 탈모 부위에는 기름기가 더욱 많아지고 이에 DHT도 같이 증가한다. 그러면 탈모에 가속도까지 붙는 '악순환'이 시작되는 것이다.

여기서 강조하고 싶은 사실은 지루성 두피에 대한 관리를 잘하면 자연적으로 5알파 환원효소의 양을 줄일 수 있고, 그 결과 탈모의 주범인 DHT를 줄여서 탈모예방과 발모촉진이라는 두 마리 토끼를 잡을 수 있다는 것이다.

Tip

5알파 환원효소

5알파 환원효소는 1형과 2형이 있는데, 1형은 피지선에, 2형은 주로 모낭과 전립선에 분포한다. 피나스테라이드는 주로 2형을 억제하여 탈모를 방지하고 최근 KFDA에서 탈모방지 효과와 안정성을 인정받은 두타스테라이드는 1, 2형을 모두 억제하여 탈모를 방지한다. 대부분의 남성형 탈모증은 2형 환원효소와 관계가 깊으므로 피나스테라이드가 좀 더 탈모치료에 초점이 맞추어진 것이다. 하지만 이것만으로 단순히 어느 약이 더 좋다고 단정짓기는 어렵다. 탈모 환자는 각각의 증상과 체질에 따라 주치의에게 처방을 받아 두 가지 약 중에서 더 적합한 약을 택하면 된다. 나의 처방기준으로는 일차적으로 안정성이 확립된 피나스테라이드를 권장하고 있으며 치료에 변화를 꾀할 시에 두타스테라이드를 처방하고 있다. 피나스테라이드를 제제로 한 프로페시아는 FDA에서 안전성과 효능을 인정받은 세계에서 유일한 최선의 항DHT 약품이며 두타스테라이드를 제제로 한 약품인 아보다트도 KFDA의 승인을 받았다. 결론을 말하자면 탈모 환자들에게 안정성과 효능이 검증된 프로페시아를 권장하며, 아보다트의 경우 주치의와의 면밀한 상담을 통하여 처방받아 사용해야 한다.

텔로미어를 알아야 발모한다

샌프란시스코대의 엘리자베스 블랙번 교수와 존스홉킨스 의대 캐럴 그라이더 교수, 하버드 의대 잭 조스탁 교수, 이 3인의 미국 의학자는 2009년 노벨의학상을 받았다. 우리 세포의 생명력은 우리에게 남은 텔로미어의 길이와 효소의 양에 비례한다는 사실을 밝혀 냈기 때문이다. 이들의 연구 끝에 발견된 '텔로미어(telomere)'는 염색체의 끝 부분으로, 세포가 분열할 때마다 이 부분이 점차 짧아지는 현상이 일어난다. 텔로미어의 마지막 끝 마디까지 모두 잘려 나가는 것이 생물의 노화 과정인 것이다. 모발세포 역시 같은 과정으로 노화가 진행되고 생을 마감한다.

생물의 수명에 대한 해답은 세포 분열의 정해진 횟수에 있다. 세포 분열 횟수는 개체마다, 또한 각 조직마다 정해져 있다. 고양이는 13번, 개는 20번, 인간은 60번 정도로 알려져 있다. 세포가 한 번씩 분열할 때마다 수명 유전자인 텔로미어의 막대기가 조금씩 짧아진다. 양초에 불을 붙여 놓으면 시간이 지날수록 양초가 짧아지고 결국 수명을 다하는 것과 같은 이치이다. 이것이 바로 자연노화이다. 그 누구도 자연노화의 법칙에서 벗어날 수가 없다. 숱이 많은 사람도 나이가 들면 텔로미어의 감소에 의한 자연노화는 피할 수 없다.

그렇다면, 텔로미어가 짧아지는 것을 늦추면 탈모의 진행을 막고 머리카락의 수명을 연장시키는 것이 가능할까? 정말 그렇다.

충분한 양의 음식을 섭취해 온 사람일수록, 섭취된 음식물을 소화시키고 대사, 분해하기 위하여 여러 효소를 일찌감치 모두 소모하고 만다. 대표적인 소화기관인 간과 담낭, 췌장은 효소를 생산하는데 식사량이 많을수록 효소 생산량을 늘리려고 하고 그 결과 세포 분열이 빨라지며 동시에 텔로미어도 빨리 짧아지게 된다. 그 과정에서 활성산소와 과산화지질이 증가하여 세포는 비참한 노후와 조기죽음을 맞이하고 소화기관이 급격한 노화를 겪는다. 소식하면 오래 산다는 말은 이미 과학적으로 증명된 것이다. 머리카락 조직뿐 아니라 인체의 모든 조직과 세포의 수명은 텔로미어의 길이와 효소의 보유량에 비례한다는 것을 명심해야 한다. 특히 육식으로 인한 효소 고갈의 대표적인 질환이 당뇨와 소화불량이다.

이를 바탕으로 발모의 기본은 식이요법이라는 말이 성립된다. 식사량을 제한하는 '절식'이 그 시작이다. 발모를 위해서는 고기, 생선, 계란, 우유와 같은 동물성 음식과, 달고 짜고 기름진 음식 그리고 가공식품을 멀리해야 한다. 그리고 현미, 효소가 풍부한 녹황색 채소와 과일 섭취를 늘리는 식습관 개선이 뒷받침 되어야 한다. 이렇게 하면 체내에 남아 있는 효소를 최대한 절약할 수 있고, 이것이 곧 텔로미어를 보존하는 방법이다.

이보다 더 좋은 방법은 체내 효소를 절약함과 동시에 발모에 도움이 되는 좋은 효소를 외부로부터 공급하는 것이다. 이것이 바로 '트리플 효소 요법'이다. 효소가 더욱 강력한 효능을 발휘하기 위해서는 발효와 숙성 과정이 필수적이다. 동시에 보조효소도 필요한데, 이 두 가지가 '트리플 효소 요법'으로 모두 만족된다.

탈모 종류에 따른
치료와 예방법

남성형 탈모

'안드로겐성 탈모'라고도 하며 이르면 20대 중반부터 탈모가 시작된다. 정수리나 이마 M자 부위부터 시작하여 모발이 점차 가늘어지거나 빠져서 웨인 루니(Wayne Rooney, 정수리가 특히 빠지는 일명 흰머리 독수리 타입)나 브루스 윌리스(Bruce Willis)의 머리 모양처럼 된다.

원인

남성호르몬인 테스토스테론이 DHT로 변환되면서 DHT에 대한 감수성이 있는 모낭을 공격하여 탈모를 유발한다. DHT에 대한 감수성은 유전성이 발현되는 시기인 사춘기가 지나면서부터 활성화된다. 주로 20~30대의 남성에게서 높은 빈도로 나타난다. 남성형 탈모라는 말처럼 남성호르몬과 관계가 많은 피지선의 발달을 동반하므로 지루성 탈모증과 동시에 일어나는 경우가 많다. 주로 M자 부위 또는 정수리의 머리가 빠지고 또 그 범위가 점차 넓어지나 측두부나 후두부는 빠지지 않는 경우가 대부분이다. 그 이유는 M자 부위나 정수리는 DHT에 대한 감수성이 높으나 측두부나 후두부는 DHT에 대한 감수성이 낮기 때문이다.

치료와 예방법

두피의 DHT를 줄이는 것이 관건이다. 다음의 방법으로 DHT의 감소와 동시에 피지 억제의 효과도 볼 수 있다.

첫째, DHT를 생성하는 5알파 환원효소를 줄이는 방법으로는 피나스테라이드 요법과 트리플엔자임 콤플렉스 요법이 주요하다.

둘째, 이미 생성된 DHT를 제거하기 위해서는 징크 혹은 코퍼 성분이 들어간 샴푸나 외용액을 아침저녁으로 두 번 두피에 적용하는 방법이 유용하다.

셋째, DHT의 원료는 테스토스테론이고 테스토스테론의 원료는 콜레스테롤이다. 따라서 달고 짜고 기름진 음식을 피하고, 콜레스테롤의 분비를 줄이는 식이요법인 현미와 녹황색 채소 위주의 채식이 강력히 권장된다.

여성형 탈모

여성형 탈모는 20대 중반부터 갱년기까지 광범위하게 나타나며 전체적으로 모발이 가늘어지고 모발밀도가 감소하는 형태인 확산성 탈모가 많다. 주로 정수리 부분이나 가르마 위의 머리가 빠지면서 탈모가 시작되며, 점차 정수리 두피 부분까지 보일 정도로 심화되는 것이 특징이다. 한편 여성의 경우 이마라인은 비교적 잘 보존되는 편이다. 이는 여성의 전두부 조직에는 여성에게 우세한 아로마타제의 활성도가 매우 우수하기 때문이다. 이 아로마타제가 DHT를 상대적으로 잘 억제하도록 도와준다.

원인

이 경우 남성형 탈모와 유사한 탈모로 첫 번째 원인은 여성에게 과잉 분비된 남성호르몬의 2차 대사물인 DHT의 영향이다. 특히 갱년기 이후에는 여성호르몬의 감소로 인해 여성호르몬인 에스트로겐이 남성호르몬인 안드로겐의 기능을 이전만큼 억제하지 못하게 되어 탈모가 나타난다. 두 번째 원인은 후천적인 것으로 스트레스와 과도한 다이어트, 잘못된 염색과 파마, 서구식 식생활 등이다. 이로 인해 모낭의 손상 및 퇴화로 탈모가 나타나는 것이다. 세 번째 원인은 여성에게 흔히 발생하는 두피의 콜라겐감소와 진피 조직 두께의 감소로 인한 두피위축성 탈모이다. 이 경우는 모낭에 분포하는 진피 조직의 감소로 인하여 모낭이 퇴화되어 모발이 점차 가늘어지는 휴지기 탈모증과 유사한 소견을 보인다.

치료와 예방법

치료를 위해서는 DHT 생성을 억제하는 트리플엔자임 콤플렉스 요법이 우선시되며 징크나 코퍼 성분의 샴푸와 외용액이 권장된다.

둘째, 두피혈관을 활성화시켜 혈액 공급을 왕성히 늘려줄 수 있는 트리플엔자임 콤플렉스 요법과 카파시딜 요법이 적극 권장된다.

셋째, 두피의 콜라겐감소를 예방하고 진피 조직의 두께증가에 도움이 되는 카파시딜과 코퍼 외용액을 병행 도포한다.

또한 예방을 위해서는 다음 네 가지를 실천한다.

첫째, 현미와 녹황색 채소 위주의 식단을 구성한다.

둘째, DHT를 증가시키는 달고 짜고 기름진 음식을 피한다.

셋째, 모낭과 두피를 위축시킬 수 있는 염색이나 파마를 줄인다.

넷째, 흡연이나 무리한 다이어트, 스트레스를 피한다.

원형탈모

원형탈모의 특징은 다음과 같다.

첫째, 동전 크기인 1.5~3cm의 경계가 뚜렷한 탈모반이 예고 없이 나타나며 자각증상이 없어 미용실이나 주변 사람을 통해 알게 되는 경우가 많다. 둘째, 전 연령대에서 갑작스럽게 나타나고 쉽게 재발하기도 하며 체모가 있는 어느 부위에서나 발생할 수 있다. 범위 또한 국소형에서 전두성 탈모(두피 전체의 탈모) 또는 전신 탈모(몸 전체 탈모)까지 아주 광범위하다. 셋째, 단발성 혹은 다발성으로 주변부로 새끼를 치며 나타나는 경우가 많으며, 심하면 얼굴 피부와 인접하여 나타나는 사행성 원형탈모 등으로도 나타날 수 있다. 이 경우는 예후가 매우 좋지 않다. 넷째, 전염성은 없으며 치료 후 3~6개월 정도 후 새로운 신생 모발이 나오면서 잘 회복되는 편이지만, 이 경우 연모 형태(머리카락 중심부의 심지인 수질이 빠져나간 가늘고 흐린 색상의 모발)로 모발이 매우 가늘고 성장기도 짧아 재발율도 높은 편이다.

원인

원인은 자신의 백혈구나 임파구가 자신의 두피를 이유 없이 공격하여 나타나는 자가면역기전으로 추정되며 수면 부족이나 영양 불균형, 정신적인 스트레스가 영향을 미친다.

치료와 예방법

원형탈모는 자연 회복되는 경우가 많으나, 전두성 탈모나 전신 탈모로 진행될 수 있으므로 초기에 치료해야 한다.

스테로이드 국소주사 요법을 주로 선택하는 경우가 많은데 스테로이드 부작용으로 주사 부위의 콜라겐감소로 인한 두피위축, 영구 탈모 등이 나타날 수 있으므로, 스테로이드 주사는 반드시 2~3주 간격으로 시행하여야 하며 효과가 없을 시에는 바로 중단해야 한다. 또한 탈모 부위에 자극을 주어 염증을 유발함으로써 면역 정상화를 유도하는 국소감작 요법이 있으나 치료율은 낮은 편이다.

모발성장으로 가는 가장 기본적인 치료법인 트리플엔자임 콤플렉스 요법과 스트레스 완화, 그리고 채식 위주의 식이요법이 근본적인 대안이 될 수 있다. 또한 카파시딜 국소도포 요법으로 주변부으로의 확산을 방지할 수도 있다.

원형탈모는 기본적으로 면역시스템의 혼란으로 초래된 자가면역질환이므로 첫째, 면역 에러를 유발할 수 있는 과도한 육식이나 인스턴트식품, 저장식품 등의 섭취를 줄여야 한다. 둘째, 스트레스를 줄여 면역시스템을 안정시키는 생활습관이 중요하다. 셋째, 스트레스를 감소시키고 면역시스템을 정상화하는 호르몬인 세로토닌은 주로 아침 일찍 분비되고, 모발성장에 핵심이 되는 성장호르몬과 멜라토닌은 주로 밤에 분비되므로, 일찍 취침에 들어 충분한 수면을 취하는 생활습관도 중요하다.

소아 탈모

15세 이하 소아 탈모의 특징은 서서히 진행되는 것이 아니라 단숨에 진행되어 머리카락이 한꺼번에 가늘어지고 한꺼번에 빠지는 것이다. 주로 전체 두부에 골고루 발생하고 경우에 따라서 악성 탈모인 전신성으로 발전할 수도 있다.

원인

첫째로 스트레스가 가장 크며 특히 가정 환경 요인이 제일 많은 비중을 차지한다. 그 외에도 학업에 의한 스트레스, 부모의 기대에 의한 스트레스도 영향을 준다. 둘째로 압박성이나 견인성으로 물리적 요인에 의한 탈모가 있다. 오랫동안 누워 있는 아동들의 후두부나 측두부가 베개에 압박되어 혈행 장애가 유발되면서 탈모로 이어질 수 있다. 여아인 경우 머리를 묶으면서 발생하는 과도한 견인력에 의한 전두부 탈모 증상을 보이기도 한다.

치료와 예방법

스트레스 요인과 물리적 압박 요인을 줄이는 것이 가장 중요하다. 특히 부모와의 상담이 매우 중요하며 유치원이나 놀이집단에서의 스트레스는 없는지 반드시 확인해 보아야 하는데, 일반적으로 치료에 잘 반응하지 않는다. 또한 미녹시딜 도포 요법은 권장하지 않는다.

해당 아동들의 심리 상태를 틈틈이 살피고 두피의 압박이나 모발의 견인이 없는지 자주 확인해 보아야 한다.

휴지기 탈모

모발 사이클 중 휴지기 모발이 과도하게 많아서 발생하는 탈모 유형이다. 정상인의 휴지기 모발 비율은 10~15% 정도이나 휴지기 탈모의 경우 20~25% 정도로 그 비율이 아주 높다. 이러한 경우는 하루 평균 150개 이상의 모발이 탈락된다.

신체에 극도의 스트레스나 자극을 받으면 3~4개월 정도 지난 후 발생한다. 정상적인 두피에 비해 휴지기 모발이 굉장히 늘어나는데, 어느 한 부분이 뭉텅이로 빠지기보다는 전체적으로 골고루 빠지는 것이 특징이다. 또한 서서히 탈모가 진행되면서 전체적으로 모발밀도가 낮아지는 확산성 탈모증 소견을 보인다.

원인

고열을 동반한 전신 질환 혹은 만성 전신성 질환, 인플루엔자, 심한 스트레스, 약물의 영향, 출산 후유증, 과도한 다이어트 등의 다양한 원인으로 나타날 수 있다. 이 중 가장 대표적인 것이 출산 후유증으로 인한 탈모이다.

치료와 예방법

위축된 두피 조직과 혈관, 약해진 모낭을 활성화시키기 위한 저출력 두피레이저 요법과 주기적인 트리플엔자임 콤플렉스 요법을 이용한다. 여기에 카파시딜 국소 요법을 병행하는 것이 좋다. 또한 스트레스를 피하고 원인이 된 약물이나 다이어트 등을 중단하면 대부분 자연적으로 회복된다.

휴지기 탈모를 예방하기 위해서는 과도한 다이어트를 피하고 항생제나 해열제, 진통제 등의 과다복용을 삼간다.

생장기 탈모

생장기 탈모는 생장기의 모낭이 급성으로 심한 장애를 받아 모근에서 유사분열이 중단되고 근위부 골절이 일어나 이로 인해 모발성장이 갑자기 중단된 결과이다. 생장기 모발이 가늘어지고 부서지며 한꺼번에 두발의 80~90% 이상이 급속도로 탈락된다.

원인

항암치료 시 사용하는 화학요법제와 X-선 검사에 의한 부작용으로 많이 발생한다.

치료와 예방법

휴지기 탈모치료를 할 때와 동일한 요법을 사용한다. 원인이 되는 물질을 중단하면 대부분의 경우 모낭이 회복될 수 있다. 하지만 재생되는 모발이 가늘고 성장이 저하된 경우도 많이 볼 수 있다.

정신 질환에 의한 탈모(발모벽)

극심한 정서적 충격을 경험한 어린이에게서 주로 일어나는 범발성(어떤 증세가 몸의 여러 곳에 발생하는 성질로 특히 여기서는 두피 여러 군데에서 동시다발적으로 나타나는 것을 말한다) 원형탈모로 10세 이하의 여아에서 특히 많이 나타나며 중·고등학생, 성인에게서도 종종 나타난다. 주로 전두부와 정수리에 나타나고 원형탈모와는 달리 병변(병이 원인이 되어 일어나는 생체의 변화) 내에 서로 다른 길이의 부러진 모발과 새로 나오는 짧은 모발이 함께 관찰된다.

원인

신경증 증상의 일종으로 흔히 두발이나 속눈썹 등 체모를 부러뜨리거나 뽑는 것이 원인이 된다.

치료와 예방법

정신과 상담과 치료가 우선시되며 비만, 외모 불만족 등의 심리를 가진 여아에서 많이 발생하므로 심리적 안정과 주변 사람들의 지지강화 요법이 권장된다.

아울러 비만을 유발하는 과식을 피하고 수면 도중 머리카락을 스스로 뽑아내는 경우가 많으므로 장갑을 끼고 자거나 손을 가볍게 묶은 상태로 취침하는 방법을 고려해 볼만하다.

전신성 질환에 의한 탈모

전체적으로 모발밀도가 감소하며 가늘어지고 전체 머리카락이 아주 쉽게 빠지는 것이 특징이다.

원인

갑상선 질환 또는 당뇨, 빈혈 등 신진대사의 저하에 의해 유발된 휴지기 모발이 증가된 결과이다. 빈혈이 있거나 갑상선 기능이 저하되면, 두피의 진피층에서 모모세포의 세포 분열이 억제되어 자연적으로 모낭의 퇴행기가 연장된다. 이로 인해 휴지기의 모발이 성장기로 전환되지 못하고 지연되어 탈모로 이어지는 것이다.

치료와 예방법

탈모의 원인인 대사성 질환이나 빈혈 등을 우선적으로 치료하며 카파시딜이나 트리플엔자임 콤플렉스로 두피 신진대사의 정상화를 유도하는 방법이 권장된다.

예방을 위해서는 대사성 질환인 당뇨, 고혈압, 갑상선을 대상으로 한 기능 검사를 1년에 한 번 정도 정기적으로 실시하는 것이 좋다.

지루성 탈모증

과도한 피지 분비 및 피지선의 발달과 그로 인한 세균 감염으로 각질이 증가하고 염증이 동반되면서 탈모를 유발한다. 판 모양의 비듬과 각질이 두피에 산재하여 외관상으로도 스트레스를 받는 경우가 많다. 병변 부위에 직접적으로 나타나거나 주변부로 확산되는 경향을 보인다. 또 스테로이드나 항생제 남용 시 악성 탈모로 진행되어 예후는 좋지 않다.

원인

첫째로 청결하지 않는 두피로 인하여 모공이 막혀 피지나 노폐물의 배출이 원활하지 않을 경우이다. 이때 모낭에 공급되는 혈류를 일차적으로 방해하기 때문에 성장기 모발의 생존을 위협한다.

둘째, 과도한 피지와 노폐물, 혈류 저하로 인하여 말라세지아 호모균이나 모낭충의 번식이 용이해지고 그로 인한 모낭염의 확산으로 두피 모낭 조직이 파괴되어 탈모를 유발한다.

셋째, 증가된 피지선과 남성호르몬의 영향으로 과도한 DHT가 생성되고, 그로 인해 남성형 탈모증과 유사한 과정을 겪게 된다.

치료와 예방법

첫째, 트리플엔자임 콤플렉스 요법으로 DHT를 감소시키고 모근을 강화하며 징크나 크램바졸이 포함된 샴푸로 두피를 청결하게 세정한다.

둘째, 피지 분비를 증가시키는 육류나 동물성 지방의 섭취를 줄인다.

셋째, 일주일에 2회 정도 케노코나졸 제제나 유황, 타르 제제의 샴푸로 세정한다.

넷째, 두피의 과도한 피지산화물과 각질을 정기적으로 스케일링한다. 단 과도한 스케일링은 두피 상태를 더욱 악화시킬 수 있으니 주의해야 한다.

예방을 위해 가장 중요한 것은 피지 분비를 정상화시켜 피지산화물에 의한 말라세지아 효모균과 모낭충의 번식을 줄이는 것이다. 이를 위하여 현미와 녹황색 채소 위주의 식생활과 두피를 청결하게 하는 생활습관이 우선되어야 한다. 또한 평소 스테로이드나 항생제의 남용을 피하고 과도한 스트레스로 인해 남성호르몬이 자극을 받는 일이 없도록 한다. 스트레스를 받으면 남성호르몬 테스토스테론의 분비가 증가되고 아울러 DHT도 동반 증가한다는 사실을 명심하자.

지성 두피일 경우 아침저녁으로 징크와 티트리 오일이 포함된 샴푸를 사용하고, 잦은 염색이나 파마, 드라이 등은 과도한 두피 각질을 생성하므로 피해야 한다. 그리고 헤어 트리트먼트나 젤, 스프레이 등은 두피에 직접 닿지 않도록 주의해야 한다.

빗질 정전기에 의한 탈모증

특별한 이유 없이 모발 끝이 갈라지거나 가늘어지고 모발이 쉽게 끊어지면서 나타나는 형태를 보인다.

원인

심한 빗질이나 잘못된 빗질로 인하여 모발들이 과도한 마찰을 일으켜 대전되는 정전기가 모근 부위까지 영향을 미쳐 모유두세포의 손상을 일으켜 탈모증을 유발하는 것이다. 모발은 정상 상태일 때는 양전하로 대전되어 있으므로 서로 반발력이 작용하여 적절한 간격을 유지하지만, 음전하를 띄는 빗과는, 공간적으로 떨어져 있는 물체끼리 서로 끌어당기는 힘인 인력이 작용한다. 특히 모발이 건조한 상태에서의 과도한 빗질은 모발의 양전하와 빗의 음전하가 강한 정전기를 만들어 내고, 이때 대전된 전기는 모모세포에 충격을 주어 탈모를 유발할 수 있다.

치료와 예방법

기계적 작용에 의한 탈모증이므로 치료보다는 예방이 더욱 중요하다. 첫째로 항간에 떠도는 잘못된 두피관리법으로 하루 2백 번씩 빗질을 하면 모발과 두피에 좋다는 말이 있다. 이 방법은 모발의 마찰을 더욱 유발하여 기계적 손상뿐 아니라 정전기에 의한 탈모까지 유발할 수 있다. 둘째로 빗은 대전성이 너무 좋은 가느다란 플라스틱 제품보다는 부드러운 고무나 딱딱하지 않은 나무빗을 선택하는 것이 좋다. 모발이 너무 건조할 경우 모발이나 빗에 물을 뿌려 적당한 수분 상태를 만든 후 빗는 것이 좋다. 셋째, 정확한 빗질 방법을 익혀야 한다. 샴푸 전에는 간격이 넓은 빗으로 정수리에서 아래쪽으로 10~20회 정도 부드럽게 빗어 준다. 샴푸 후에는 이와 반대이다. 모발이 어느 정도 건조된 다음에 귀 뒤나 후두부에서 위쪽 방향으로 빗어 주면서 통풍이 잘 되도록 만든다. 모발이 젖은 상태에서는 수소 결합이 이루어져 약해진 큐티클(cuticle, 표피세포)이 손상될 수 있으므로 되도록이면 빗질은 피한다.

사례별
탈모치료 성공기

사례1 수험생 탈모증

한창 발랄해 보이는 고3 학생이 진료실에 들어오면서부터 "엄마는 저리가라"며 투정을 부렸다. '왜 저렇게 큰소리 치나, 고3이 무슨 벼슬인가? 요즘 아이들 정말 버르장머리 없구나'라는 생각이 들었지만, 학생의 머리를 보자마자 그런 생각은 곧 사라져 버렸다. 오히려 동정심이 생길 정도. 탈모를 당해 보지 않은 사람이라면, 설령 부모일지라도 잘 모르겠지만 한참 외모에 민감한 어린 나이에 탈모는 치명적일 수밖에 없다.

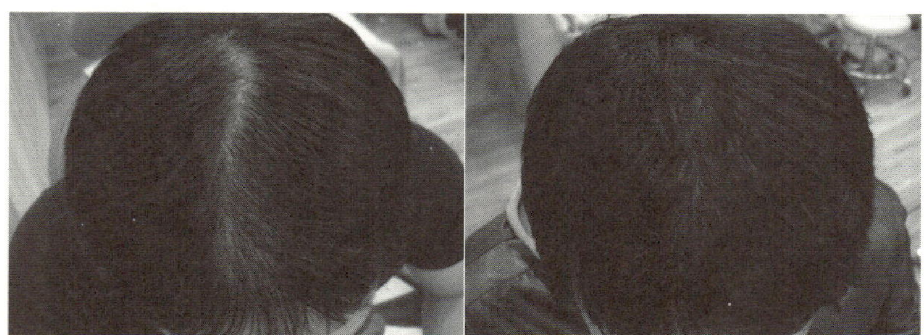

치료 전 모습   치료 후 모습

기본적인 혈액 검사는 정상소견을 보였고, 헤모글로빈 수치와 갑상선 호르몬 수치도 정상소견이었다. 일반적으로 갑상선 수치가 올라갈 경우 갑상선 기능항진증으로 모발사이클이 빨라지면서 탈모로 이어지기도 하고, 헤모글로빈 수치가 낮은 경우 철분결핍성 빈혈이어서 모발이 가늘어지며 끝이 부스러지는 형태의 탈모 소견을 보인다. 이 환자의 경우 정수리부터 모발이 점차 가늘어지는 증상이 시작되고 있었으며, 머리를 감을 때마다 50~60개가량의 머리카락이 힘없이 빠진다고 했다. 사진에서 보는 바와 같이 가마가 시작되는 정수리 부분의 모발밀도가 낮아져 특히 위에서 볼 때 정수리 부분이 휑한 모습이었다.

환자는 평소 인스턴트식품이나 저장식품, 탄산음료 등을 즐기는 편은 아니었다. 또한 식이요법상의 큰 문제는 없는 듯했다. 최근 들어 수험생 탈모가 유난히 증가하고 있다. 수험생들에게 가장 큰 문제는 대학입시이고 그로 인한 스트레스는 본인과 주변인들의 기대와 실망으로 인하여 극에 이른다. 기대와 실망은 곧 분노와 좌절로 이어지고 이에 수험생들은 만성불안증에 시달리고 있다. 그것이 주된 원인으로 보였다.

분노와 좌절, 불안은 스트레스 호르몬인 아드레날린과 스테로이드를 증가시키는데 이 호르몬들은 전투를 앞둔 싸움꾼들이다. 이 두 가지 호르몬은 전투를 위하여 백혈구와 임파구를 증가시킨다. 그런데 정작 싸울 대상은 없고 스트레스 문제는 본인에게 있으므로 오히려 본인의 모낭을 공격하여 탈모를 유발하는 것이다. 또한 아드레날린은 혈관을 수축하여 두피로 가는 혈류량을 감소시킨다. 게다가 스테로이드 호르몬은 피지 분비

를 증가시켜 모낭염과 지루성 두피염을 유발하거나 심화시키기 때문에 탈
모가 가속화된다.

치료를 위해 환자에게 우선 이 두 가지 과잉 호르몬을 줄여 주는 식이
요법을 처방했고, 동시에 트리플엔자임 콤플렉스 요법과 카파시딜 요법
을 3개월간 실시해 탈모량을 줄였다. 무엇보다도 수험생 탈모의 메커니
즘을 환자와 부모님이 깊이 이해하고, 치료진을 신뢰하여 3개월간 성실
히 치료에 임한 덕분에 좋은 결과를 얻을 수 있었다. 현재는 탈모 문제뿐
만 아니라 수험 스트레스도 극복하고 밝은 모습으로 학교를 다니고 있다.
아울러 탈모 문제가 해결되니 보다 적극적으로 학습에 임하고 또 성적도
오르게 되어 환자가 굉장히 만족했다.

사례2 30대 직장 남성 탈모

말끔하게 차려입은 남자가 진료실로 들어왔다. 네이비 컬러의 세련된
재킷과 적당히 짧은 이탈리아노풍의 팬츠, 활동적인 세미정장 차림의 회
사원이었다.

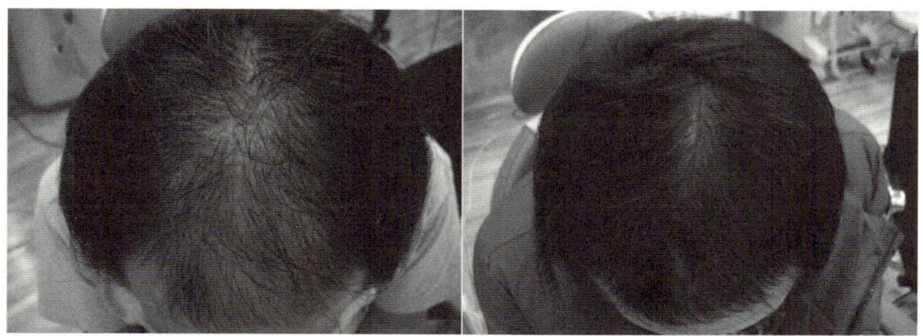

치료 전 모습   치료 후 모습

그러나 사진에서 보는 바와 같이 정수리 부분부터 탈모가 시작된 상태로, 모발이 점차 가늘어지고 이미 앞머리 쪽으로 탈모가 전이되고 있었다. 동시에 전두부 M자 탈모도 진행되고 있었다. 이런 유형은 30대 초반에 흔히 나타나는 남성형 탈모이다. 아직까지는 심하지 않았지만 시간이 조금만 지나면 탈모가 빠르게 확산되어 정수리와 전두부 M자 부위까지 훤해지는 유형이다.

문진 결과 회사에 입사했을 때부터 현재까지 지속적으로 스트레스를 받고 있으며 야근과 회식으로 체력과 간 기능이 모두 떨어져 있는 상태였다. 그 외 생활습관에는 별 문제는 없었으나 아버지가 중년 이후 탈모가 진행된 가족력이 있던 터라 유전성 남성형 탈모가 이른 나이에 시작된 것이었다. 특히 회사 업무 스트레스보다 탈모로 인한 스트레스를 더욱 심하게 받고 있었고, 그것이 다시 탈모를 부르는 이른바 '악순환'이 이어지고 있었다.

DHT 억제 요법과 모근강화 치료 프로그램을 6개월간 실시한 결과 M자 부분을 제외한 후두부와 전두부 모두 양호한 치료 결과를 보였다. M자 부위의 탈모는 더 이상 후퇴되지 않고 주변부 머리가 강화되었으며 짧은 신생모들이 M자 부분을 완화시키는 결과를 얻었다. 6개월 치료 후에는 환자가 매우 만족할 만한 수준으로 회복되었다. 이에 업무능률이 향상되고 해외 비즈니스 관련 업무도 자신 있게 수행하게 되었다며 기뻐하는 모습을 보였다.

48세의 주부이며 폐경이 된 후 가벼운 우울증과 권태감을 갖고 있었다. 정수리부터 시작하여 전체적으로 모발이 가늘어지고 있었고 모발에 힘이 없으면서 숱까지 적었다. 병원을 찾았을 때, 사진에서 보는 바와 같이 전체적으로 숱이 줄어드는 미만성(diffuse) 탈모의 형태를 보이며 이마라인만 간신히 유지되는 정도였다.

혈액 검사상 커다란 이상은 없었으나 여성호르몬의 수치가 다소 떨어져 있었다. 젊은 시절에도 머리카락이 가늘고 정수리 쪽 모발밀도가 낮아서 고민이었는데, 갱년기에 접어들면서 전체적으로 머리가 빠지기 시작하였다고 했다. 탈모를 감추려고 파마를 자주하다 보니 탈모는 오히려 심해져만 갔고, 또한 수면의 양과 질도 동시에 떨어지고 성격도 예민해졌다. 운동량도 줄어든 상태였다. 이는 갱년기가 되면서 줄어든 성장호르몬과 에스트로겐의 영향으로 탈모를 유발하는 테스토스테론이 상대적으로 증가하여 남성형 탈모증의 메커니즘이 동시에 들이닥친 것이다.

먼저 얇아진 두피 조직을 복원시켜야겠다는 판단하에 3개월간 두피

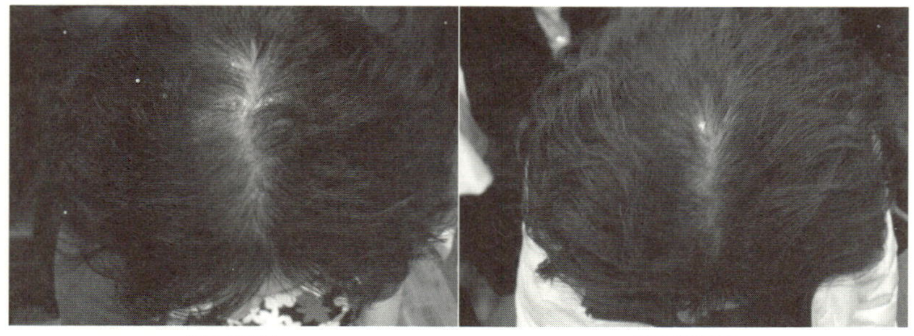

치료 전 모습	치료 후 모습

LED레이저를 일주일 간격으로 시행하였다. 다행스럽게도 의료진의 설명을 전적으로 신뢰하여 성실하게 치료에 임해 주었다. 특히 항DHT 요법과 트리플엔자임 콤플렉스 요법, 카파시딜 요법을 동시에 실시하여 6개월 후 약 35%의 모발증가 결과를 얻었다. 더욱이 머리카락과 함께 자신감과 체력도 향상되었는데, 하루 30분씩 모발활성화 운동 프로그램을 혼자서도 꾸준히 실시하여 그동안 머리 때문에 참석하기를 꺼려하던 동창회에도 자신 있게 나아가 활발한 사교활동을 하고 있다.

사례4 30대 직장 여성 탈모

활동적인 세미정장에 비니를 쓴 딱 봐도 동안인 여성이 진료실에 들어왔다. 언뜻 주민등록번호를 보고 눈을 의심했다. 나이는 34세인데 얼굴은 20대 중반으로 앳돼 보였다. 여지없는 동안이었다.

"어디 머리 좀 보겠습니다" 하니 얼굴을 붉히며 모자를 벗었다. 정수리 부위부터 전두부에 이르기까지 모발이 가늘어져 있으며 군데군데 염증 소견과 지루성 두피 소견을 보였다. 우리 외관 중에서 가장 잘 보이는 곳

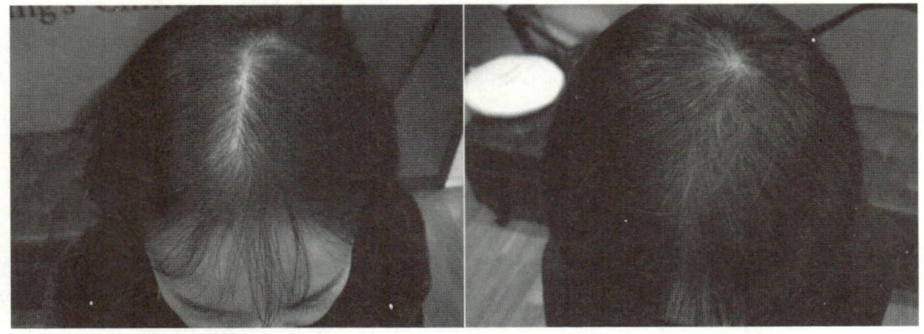

치료 전 모습   치료 후 모습

이 바로 얼굴과 머리카락이고 머리카락은 얼굴 피부의 연장선상에 있다. 아무리 얼굴 피부관리를 잘하여 동안을 자랑한다 하여도 모발관리가 허술하면 동안이 아니라 오히려 애늙은이처럼 보일 수 있다. 진짜로 젊어지고 싶으면 얼굴 피부관리와 동시에 모발도 잘 관리해야 한다.

특히 30대에는 피부의 노화가 가속화되어 중년으로 접어드는 시기이기 때문에, 조금만 잘 관리하면 20대 못지않은 피부나 두피상태를 유지할 수 있지만 조금만 잘못 관리해도 40대처럼 보일 수 있다. 특히 여성들의 피부는 남자보다 훨씬 얇아 수분이 잘 빠져나가서, 건조해지면 탄력이 쉽게 떨어지고 주름이 급속히 많아진다.

또한 30대 두피의 경우 반복적인 자외선이나 염색과 파마제와 같은 각종 화학물질 등에 시달려 왔으므로 어느 나이대보다 탈모가 빨리 진행된다. 30대 여성들 중 전업주부보다 직장인들이 많은 것도 30대 여성 탈모를 설명하는 이유가 된다. 잦은 야근과 스트레스로 인한 호르몬 불균형은 탈모의 주범인 DHT를 증가시키기 때문에, 정수리 탈모뿐만 아니라 남성형 M자 탈모도 동반되기 쉽고, 이에 이마까지 넓어지는 것이다. 수면부족은 곧바로 인체에 스트레스 상태로 접수되어 모발탈락의 원인이 되는 아드레날린이나 스테로이드 호르몬을 증가시켜 탈모를 가속화한다. 이때 과도하게 분비되는 인슐린은 남성호르몬의 분비 조절을 어렵게 만들어 결과적으로 DHT 증가로 이어진다.

그러나 이런 경우는 대부분 초기 탈모이므로 치료에 비교적 잘 반응한다는 장점이 있다. 항DHT 요법과 두피 항산화 및 모근강화 요법을 병행하였더니 6개월 후에는 전체적으로 모발밀도가 증가되고 두꺼운 머리카락이 자라기 시작했다. 30대 여성의 탈모치료 예후는 이와 같이 비교적 좋으나, M자 부분에 비하여 정수리 부분은 상대적으로 효과가 덜 하므로 정수리가 휑해지기 전에 빨리 치료를 받는 것이 좋다. 특히 야외에 나가 있는 시간이 많을수록 주의할 것이 많다. 각종 인스턴트식품이나 커피, 2차 흡연, 지나친 자외선 등에 노출되지 않도록 조심해야 하는데 이는 치료 이전에 선행되어야 할 것들이다. 통계에 의하면 잠을 충분히 자지 않는 습관이 가장 두드러지는 층이 바로 30대 여성이다. 따라서 수면 시간을 충분히 하고 가능하다면 낮에 20분 정도라도 잠깐 눈을 붙이는 것이 좋다.

사례5 **20대 여성 탈모**

처음 탈모치료를 시작한 15년 전에는 대부분의 환자가 40, 50대 이상의 남자였으나 최근 들어 여성 탈모증 환자가 폭발적으로 늘었으며 연령도 점차 어려지는 추세를 보이고 있다.

이번 사례의 환자는 23세의 대학생으로 성격도 활달해 보이고 대인관계도 좋아 보이는 인상이었다. 그런데 취직 준비로 스트레스를 받고 있으며, 보통 일주일에 3~4번 술자리가 있는데 주량은 소주 1.5병 정도라고 했다. 또한 외향적인 성격이지만 한번 스트레스를 받으면 잠을 못 이룰 정도로 생각이 많으며 식사 습관도 불규칙했다. 20대 여성 환자의 경우 자존심도 강하고 남에게 탈모를 드러내기를 꺼려 겉으로는 잘 표현하지 않는 경향이 있으나 내심 깊은 상처와 불안을 갖고 내원하는 경우가 많다.

치료 전 사진에서 보는 바와 같이 두피에는 기름기가 끼어 있으며 모발 자체가 많이 가늘어지지는 않은 상태였다. 하지만 정수리부터 시작하여 전체적인 모발볼륨이 줄어든 경우였다. 고등학교 때만 하더라도 머리를 묶었을 때 고무줄로 두 바퀴면 묶어졌는데 지금은 세 바퀴도 남을 정도라며, 손으로 머리를 잡았을 때 한 줌도 안 된다고 불안해 하였다.

이런 경우는 알코올과 탄산음료 등이 복합적으로 작용하여 탈모가 가속화된 사례이다. 술은 간에서 아세트 알데하이드로 분해되는데 이때 주량과 관계없이 아세트 알데하이드에 의해 간이 손상되고 특히 여성이 남성보다 두 배로 손상을 입는다. 따라서 여성이 소주를 1.5병을 마셨다면 같은 연령의 남성이 한 번에 3병을 마신 것과 같은 꼴이다. 왜냐하면 여성은 아세트 알데하이드를 분해하는 ALDH의 기능도 약하고 체지방이 많으므로 혈중 알코올 농도가 같은 양의 술을 마신 남성에 비해 높기 때문이다. 또 탄산음료나 커피 등의 카페인은 두피혈관을 위축시켜 퇴행기

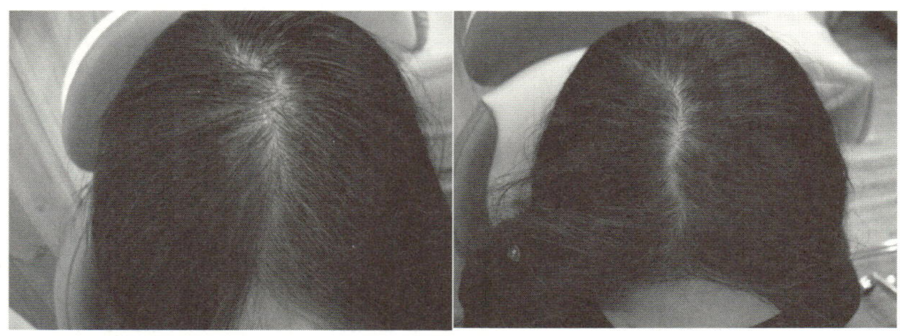

치료 전 모습　　　　　　　　　　치료 후 모습

성 탈모로 이어지게 된다.

　이런 경우는 우선적으로 알코올 섭취량을 줄이고 탄산음료와 커피 등 기호 식품도 줄이는 것이 좋다. 이 환자의 경우, 항DHT, 항산화, 모근강화 프로그램, 식이요법을 통하여 비교적 단기간인 5개월 만에 전체적인 모발밀도가 증가하고 모발두께도 호전되는 결과를 얻었다.

사례6 출산 후 탈모증

　남편과 함께 내원한 32세의 여성 환자는 사진에서 보다시피 어느 특정 부위가 빠졌다기보다는 전체적인 부위에 나타나는 미만성 탈모 소견을 보였다. 머리카락이 가늘어지고 전체 숱이 줄어들어 있었다. 출산한 지 5개월이 지난 여성이었다.

　임신 초기에는 영양분 부족과는 관계없이 모발이 비교적 양호하게 유지된다. 임신 초기의 증가된 에스트로겐 덕분이다. 하지만 임신 말기로 갈수록 상대적으로 프로게스테론이 증가되고 에스트로겐이 감소하면서, 그동안 억제되어 있던 퇴행기 모발이 한꺼번에 빠지는 것이다. 보통의 경

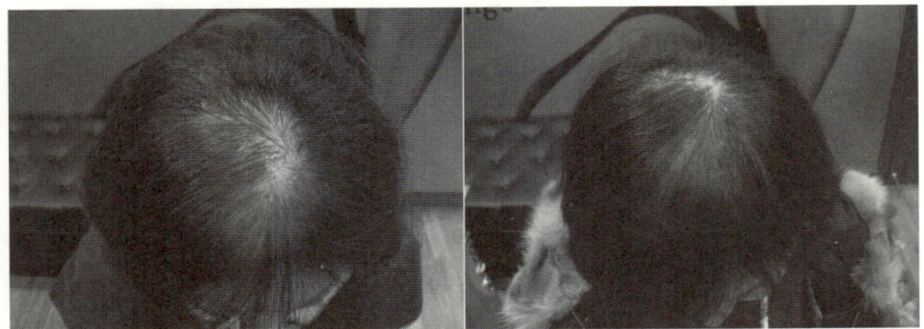

<table>
<tr><td>치료 전 모습</td><td>치료 후 모습</td></tr>
</table>

우 3개월 이내에 회복되어야 정상이나 임신 전보다 머리숱이 줄어들고 가늘어져서 결국엔 회복하지 못하는 경우가 많다.

이런 경우 막연하게 "단백질 위주의 영양 보충을 하면 좋아지겠지" 하고 생각하거나 "무엇이든 골고루 먹는 식이요법이 최고지"라는 생각을 고수하다가 치료시기를 놓쳐 낙담하는 경우를 수없이 보아 왔다. 출산 후 단백질 위주의 영양 보충에 주력하거나 무엇이든지 골고루 많이 먹으면, 실제로 득보다는 실이 많다. 단백질 위주의 식단은 몸을 산성화시키고 신장에 부담을 줄 수 있다. 골고루 먹어서 체력이 보충되기는커녕 체지방이 증가되고 특히 임신으로 늘어난 복부에 지방이 더욱 유입되어 전형적인 아줌마의 복부가 된다. 더욱이 기대했던 모발증가가 아니라 기대하지 않았던 체지방증가로 이어질 가능성이 높다.

출산 후 탈모증은 한 번 진행되면 치료에 잘 반응하지 않는다는 단점이 있으므로 조기치료에 따른 조기효과를 노려야 한다. 특히 분만 시에 지나치게 힘을 주어 출혈이 있었다면, 일시적인 뇌하수체 위축에 의해 전체적인 호르몬이 감소하면서 발생하는 쉬한 신드롬으로 이어질 수 있다. 쉬한 신드롬은 무월경, 심한 피로감, 두부 및 겨드랑이, 음모 부위의 탈모 등, 여러 가지 증상으로 나타난다. 이때에는 회복할 수 없는 전두부 탈모를 유발하므로 즉시 치료에 적극적으로 임해야 한다.

이 환자는 뇌하수체 호르몬 치료를 위주로 하면서 6개월간의 트리플엔자임 콤플렉스 요법과 카파시딜 요법을 시행하였다. 그 결과 전체적인 모발밀도 증가와 두피위축 완화 소견을 보였다. 그러나 출산 후 탈모증은 언제든지 악화될 수 있으므로 주의가 필요하다.

사례7 20대 남성의 군대 제대 이후 탈모증

최근 들어 머리가 짧은 20대 초반의 남성 환자수가 부쩍 늘어났다. 이날도 군대를 제대한 23세의 복학생이 어머니와 함께 모자를 푹 눌러 쓰고 찾아 왔다. 모자를 쓰고 있을 때는 매우 동안이었지만 모자를 벗으니 모발이 굉장히 듬성듬성 나 있고 두피까지 하얗게 보이는 것이 마치 흰머리 독수리를 연상케 하는 모습이었다.

군생활의 스트레스와 철모나 군모자에 의한 압박성 탈모증이 남성형 탈모증과 결합하여 악화된 경우였다. 이런 경우 중간 시기를 거치지 않고 남성형 탈모증으로 곧바로 이행할 수 있으므로 카파시딜과 피네스테라이드 요법을 조기실시하여 남성형 탈모로의 진행을 막아야 한다.

이 환자는 6개월간의 카파시딜, 피나스테라이드, 트리플엔자임 콤플렉스 요법을 시행하여 치료에 성공했다. 환자의 호전된 모습은 무척 만족스러웠다. 참고로 20대인 경우 두피의 조직학적인 양상은 정상인 경우가

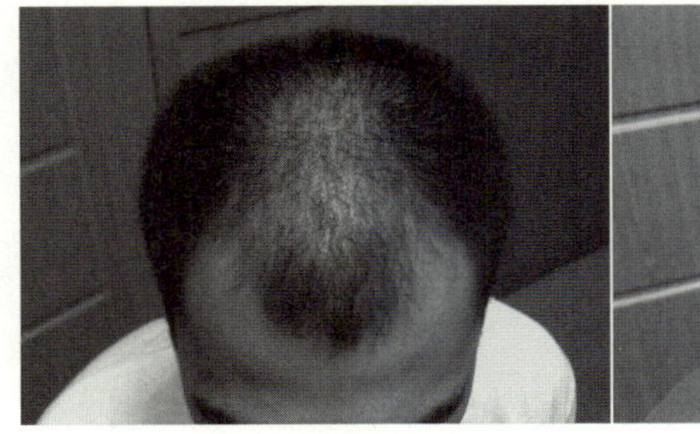

치료 전 모습

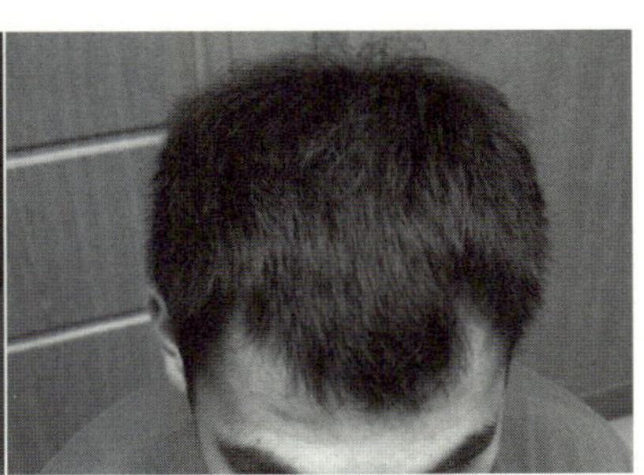

치료 후 모습

대부분으로, 두피레이저나 고주파 치료를 특별히 필요하지 않다고 판단하여 적용하지 않았다.

36세 여성의 전체 두부 원형탈모증(alopecia areata totallis)

어느 날 동안의 36세 여성이 누가 봐도 티가 나는 가발을 쓰고 내원하였다. 가발을 벗지 않고 진찰하면 안 되겠냐고 버티는 걸 겨우 설득하여 검사를 시행하였다. 안타깝게도 머리카락뿐 아니라 눈썹까지 탈모가 진행되어 전두부의 거의 대부분의 머리털이 소실된 상태였다. 환자뿐 아니라 의사조차도 치료에 확신을 갖기가 매우 어려운, 아주 드문 경우였다. 탈모치료를 전문으로 하는 의사지만 나도 이렇게 확신이 안 설 때는 환자를 그냥 돌려보내고 싶은 마음이 굴뚝 같다.

두피 현미경 검사와 혈액 검사상 원인은 자가면역질환으로 판단할 수 있었다. 모낭세포와 멜라닌색소에 대한 항체가 형성되어 자신의 세포를 스스로 공격하여 탈모를 유발한 것이다. 부가적인 원인으로는 스트레스와 환경 변화, 수면 부족 등이 포함되었다.

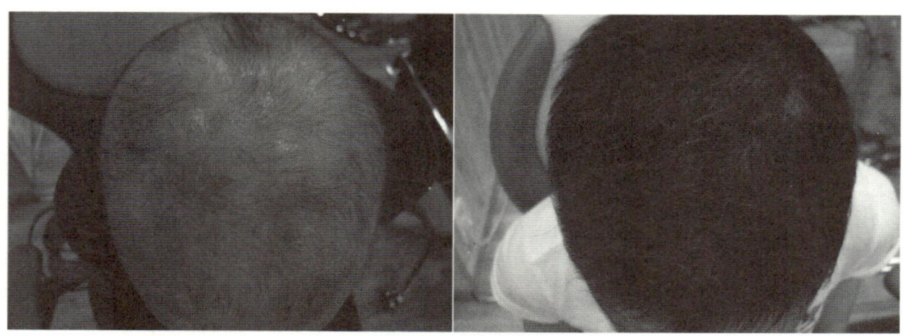

치료 전 모습	치료 후 모습

우선 운동 요법을 조심조심 설명하고 자연 발모를 기대해 보기로 했다. 이런 전체적인 두부 원형탈모일 경우 치료율은 35% 미만으로 낮고 예후도 좋지 않기 때문이었다. 하지만 상담하면서 보여 준 환자의 적극적인 치료 의지에 나까지 감동하여 결국 치료 실패의 리스크를 안고 환자와 일심동체가 되었고, 단독 트리플엔자임 콤플렉스 요법으로 치료 5개월 만에 놀라운 결과를 얻어 냈다.

기본적으로 원형탈모증은 부분적이든 전체적이든 자가면역질환이므로 잠재적 항원성을 가질 수 있는 고기, 생선, 계란, 우유 등을 피하고 달고 짜고 기름진 음식, 일체의 가공식품을 피하는 식이요법을 철저히 시행해야 한다. 이 환자의 경우 이 방법으로 성공적으로 모발밀도가 증가하였다. 하지만 측두부나 후두부의 경우에는 재발될 가능성이 높으니 늘 주의를 기울여야 한다.

사례9 29세 남성의 다발성 원형탈모증

29세 늦깎기 남학생인 이 환자의 경우, 탈모반이 커지기 전에는 탈모

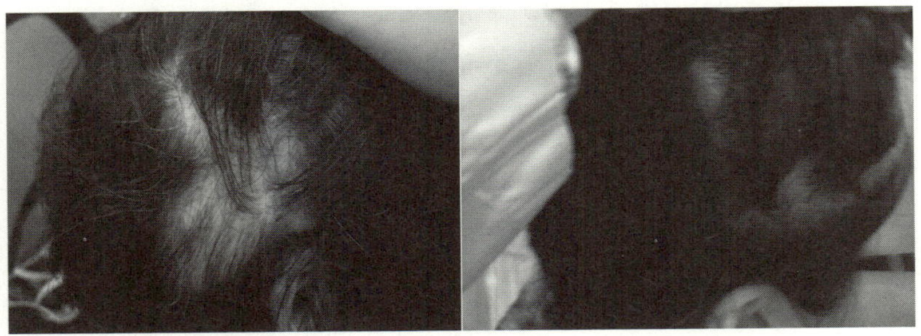

치료 전 모습   치료 후 모습

를 감지하지 못하다가 직경이 1.5cm 이상이 되어서야 미용실에서 발견하게 되었다. 하지만 초기에 자연적으로 회복될 테니 걱정 말라는 인터넷 정보를 접하고 대책없이 시간을 보내다가 단일 탈모반이 더 커지고, 비슷한 원형탈모가 사진과 같이 동시에 여러 개가 나타난 후에야 병원을 찾아 왔다.

대학 졸업 후 취직시험에 낙방하고 여자 친구 문제로 스트레스를 받고 있으며 식생활도 다분히 불규칙한 타입이었다. 이런 경우 치료 예후가 모두 좋지 않으므로 일차적으로 어성초, 자소엽, 녹차잎의 추출물, 트리플엔자임 콤플렉스 요법과 면역치료 요법을 시행하고 급격한 두피위축을 방지하기 위하여 두피레이저와 고주파 치료를 실시하였다. 그러나 이보다는 지속적인 관리가 더 중요하기 때문에 주변부 모발 강화를 위하여 피나스테라이드 요법을, 그리고 적극적인 현미식과 채식을 권장하였다. 치료 6개월 후 원형탈모의 대부분이 완화·치료 되었으며, 그 후로도 본인 스스로 식이요법과 스트레스 관리를 지속적으로 병행하고 있다.

사례10 **8세 여아의 소아 탈모증**

8살 난 여자아이의 머리에 이상이 생긴, 이른바 소아 탈모증 환자였다. 아이에게 머리 모양이 마음에 드는지 물어보았으나 아이는 어려서 그런지 자기 머리에 탈모가 생겼는지조차도 몰랐다. 천진한 표정을 짓고 있던 이 여자아이의 경우 두피는 정상이나 머리카락이 솜털처럼 가늘어지며 전체적으로 커다란 탈모반을 형성하고 있었다.

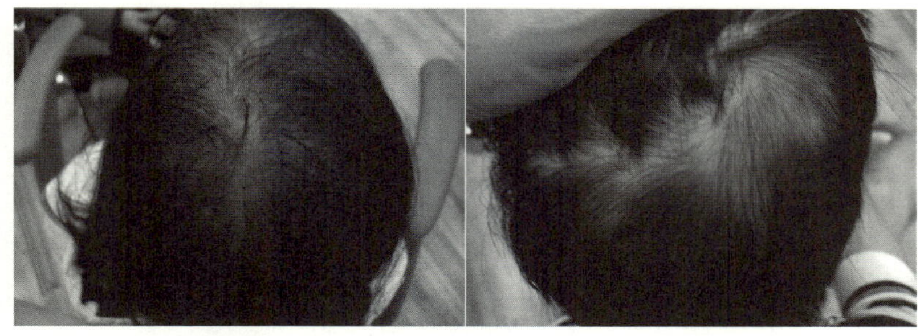

여아 탈모증   남아 탈모증

처음에는 의료진도 원인을 찾지 못하여 고심하였으나 차근차근 아이와 상담하고 부모와도 이야기를 나누면서 이 아이가 학교 생활에 두려움을 느끼고 있었고, 그로 인한 스트레스성 탈모증임을 확진할 수 있었다. 학교에서의 엄격한 학습과 부모님의 과도한 기대로 인한 압박감이 8살 여아의 탈모증을 불러일으킨 것이다.

적절한 모근강화 프로그램과 약물 요법, 항스트레스 요법을 통하여 치료 4개월 후에는 만족할 만한 결과를 얻게 되었다.

사례11 13세 여아의 발모벽

13세의 비만인 여아가 엄마와 함께 진료실에 들어왔다. 전체적인 모발밀도는 정상이었고 모발의 두께 또한 정상이었다. 하지만 정수리 부분의 두피 발적(탈모 부위에 두피가 붉어지고 붓

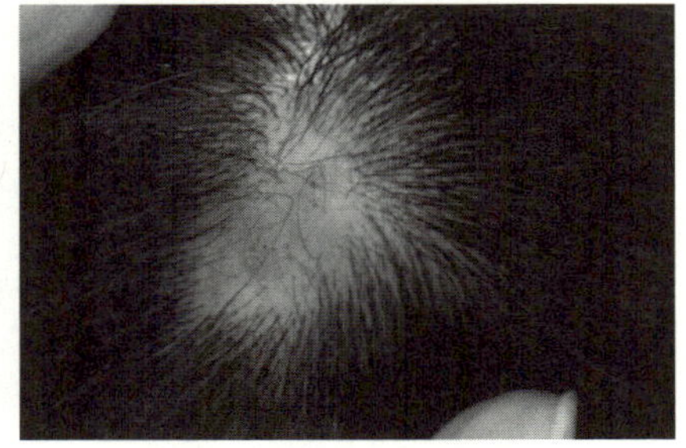

발모벽

는 현상)과 함께 직경 3.5cm 정도의 불규칙한 탈모반이 형성되고 있었다. 두피를 현미경으로 검사해 보니 절단모와 파열모의 양상이 강한 것으로 보아 원형탈모보다는 인위적으로 머리카락을 뽑아 생긴 탈모반이었다.

잠시 부모님을 밖으로 나가게 한 뒤 여학생과 고민 상담을 하였다. 학생은 스트레스를 받으면 자신도 모르게 머리카락을 뽑는 버릇이 있었고 심지어는 잠을 자면서도 머리카락을 뽑는다고 털어 놨다. 이 학생의 탈모 원인이 비만과 스트레스를 해소하기 위한 발모벽, 그리고 그로 인한 견인성 탈모라는 진단을 어렵지 않게 내릴 수 있었다.

비만치료와 함께 항스트레스 요법, 모근강화 프로그램을 통하여 3개월이라는 비교적 빠른 시간 내에 머리카락을 회복시킬 수 있었다. 이런 경우는 공부할 때나 수면 중에 자신도 모르게 손이 머리로 가는 습관을 줄여야 하므로, 공부하는 책상 앞에 커다란 거울을 놓게 했으며 수면 중에는 미끄러운 일회용 비닐장갑을 착용하게 하여 습관적으로 머리카락을 뽑는 행위를 줄이도록 했다.

사례12 **27세 여성의 다이어트 탈모증**

캐주얼한 반바지 차림인 이 27세의 여성 환자는 지난 3개월간 머리숱이 급격히 감소하였으며 머리 감을 때는 물론 빗을 때도 머리카락이 우수수 떨어져 나간다고 했다. 두피 현미경 검사상 혈관위축과, 두피건조로 인한 각질증가 소견을 보였다. 이 환자의 경우 본인이 과도한 비만이라고 생각하는 것이 문제였다. 물론 BMI 수치상으로 표준에서 약간 넘어서는

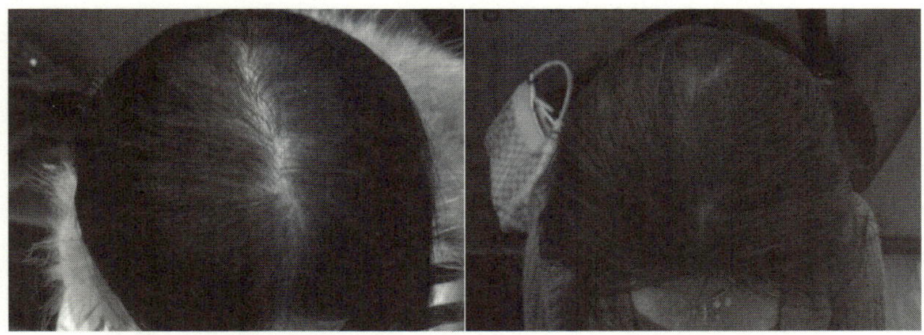

체지방 소견이 있기는 했으나 그보다는 근육량이 적은 것이 더욱 문제인 상황이었다. 환자는 지난 3개월 동안 비만과의 전쟁을 선포하고 체중을 7.5킬로그램 정도 감소시키는 과정에서 극단적인 저탄수화물 고단백질 다이어트를 감행했다.

다이어트를 하는 사람 중에는 당류를 줄이면 칼로리가 줄어들어 살이 빠질 것으로 생각하고, 극단적인 저탄수화물 식단으로 닭가슴살과 채소 등으로 끼니를 때우는 경우가 많다. 그러나 이러한 저탄수화물 고단백질 다이어트 방법은 혈액을 산성으로 만들어 케톤 혈증을 일으키고 인체가 불균형 상태가 되면서 오히려 요요현상을 불러일으킨다. 여기서 크게 잘못 생각하고 있는 것 중에 하나는 모발이 케라틴이나 시스틴으로 이루어 졌다고 생각하여 단백질만 섭취하면 탄수화물을 섭취하지 않아도 모발 성장에는 아무 이상이 없을 것으로 생각한다는 점이다. 사실 그 결과는 정반대이다. 왜냐하면 모근에 공급되는 영양 성분의 대부분이 탄수화물이 분해된 당이기 때문이다. 또한 저탄수화물 고단백질 다이어트는 생각 과는 달리 근육량을 감소시키고 신진대사가 저하되어 더욱더 복부 지방을 축적하기 쉬운 상태가 된다.

환자에게 이러한 인체의 메커니즘을 차근차근 설명하고 트리플엔자임 콤플렉스 요법과 면역강화 요법, 모근강화 요법, 카파시딜 도포 요법을 실시하고 현미와 채식 다이어트를 권장한 결과, 6개월 만에 모발성장이라는 좋은 결과를 얻었다. 치료를 시작하고 살이 조금씩 빠지더니 3개월 만에 복부 지방이 3.7킬로그램이 감소하는 기쁨을 맛보았다. 이는 저탄수화물 고단백 식이요법을 실시했을 때보다 훨씬 가시적인 결과였다. 아울러 근육 운동과 유산소 운동을 통하여 기초대사량을 증가시켜 부수적인 도움까지 얻을 수 있었다.

사례13 **31세 남성의 모발이식 후 탈모**

31세의 남성이 부인과 함께 들어왔다. 이 남성은 4년 전과 2년 전, 두 번에 걸쳐 모발이식 수술을 받았는데 이식한 머리들이 다시 빠져 속상하다고 하소연하였다. 치료 전 사진에서 보는 바와 같이 이식된 모발도 감소하긴 하였으나 그보다는 이식된 모발 주변의 다른 머리카락들이 더 심

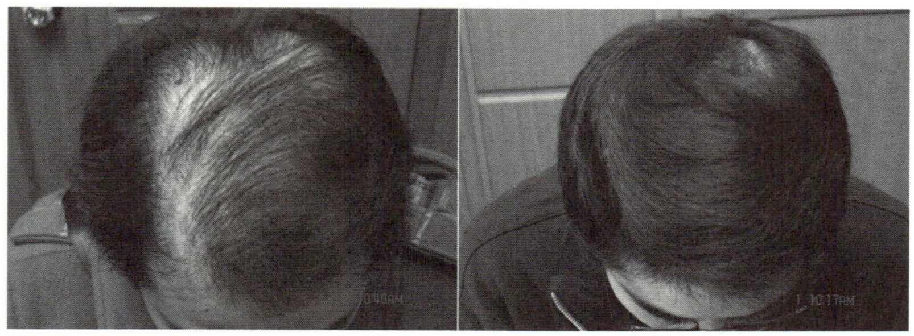

치료 전 모습   치료 후 모습

하게 빠져 있었다. 이 때문에 마치 고슴도치 같은 형태로 모발이 재형성
되고 있었다.

M자 부위가 아닌 기존의 머리카락을 듬성듬성 빈 곳에 이식할 경우,
이식된 머리카락과 기존의 머리카락이 이른바 경쟁관계에 놓이게 되어
둘 중 하나는 빈사상태가 되기 쉽다. 그리고 대부분의 경우 예후가 좋지
못하다. 따라서 이식한 후에는 모발을 유지하기 위해 더욱더 적극적인 관
리가 필요한 것이다. 그러나 이 청년은 그러한 경쟁관계의 자연도태라는
기본적인 조직생리에 대한 이해가 부족하였고 이식한 머리는 절대 죽지
않는다는 잘못된 믿음을 갖고 있었다.

모발이식에 대한 올바른 이해를 돕고 기본적인 코퍼 도포 요법과 피나
스테라이드 요법을 처방하였다. 치료 3개월 후 모발이 어느 정도 안정된
후 카파시딜 요법을 통하여 치료 6개월 만에 사진과 같은 비교적 풍성한
모발형성의 결과를 얻었다.

사례14 26세의 남성의 지루성 두피염으로 인한 탈모

26살의 시골청년은 머리숱은 전반적으로 줄어들었고 모발이 가늘어져
있었다. 비듬과 각질이 많이 생기며, 물론 가려움증을 동반할 때가 많아
서 자꾸 긁게 되고 심하면 피도 난다고 하였다. 두피는 전반적으로 붉게
발적된 상태로 지성두피다. 또한 지성비듬이 판 모양을 형성하고 있었으
며 군데군데 모낭염 소견을 보였다.

전형적인 지루성 두피염으로 세균과 곰팡이 감염이 동반된 결과였다.

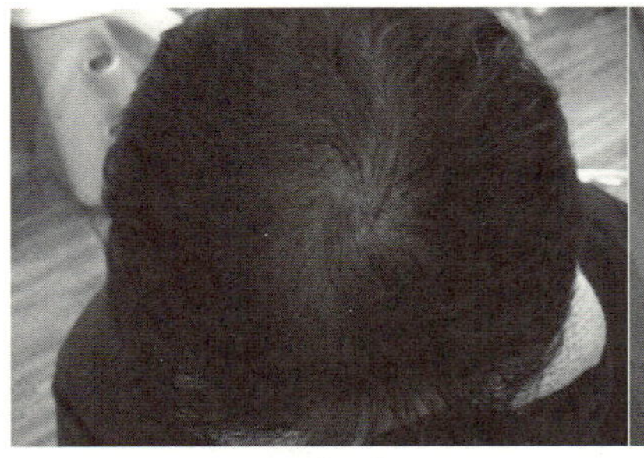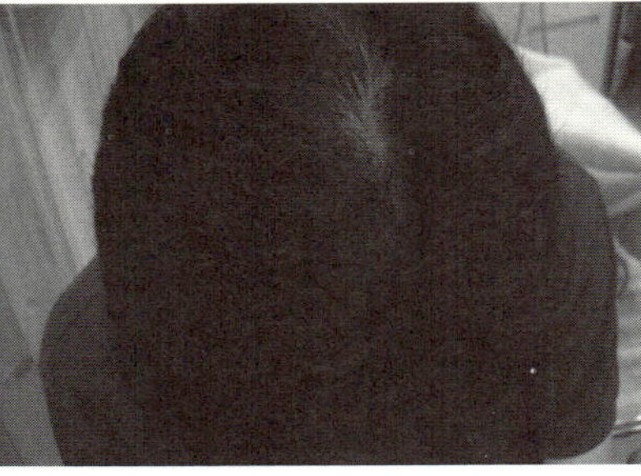

치료 전 모습   치료 후 모습

이런 경우에는 섣부르게 항생제나 스테로이드 처방을 할 경우 초기 증상은 완화될 수 있어도 내성균의 출현으로 치료가 더욱더 힘들어지며 만성화 될 수도 있다.

따라서 자연항생 항균 효과가 있는 트리플엔자임 콤플렉스 요법을 적용하면서 일주일에 두 번 정도는 케토코나졸 외용액을 사용하고 가려움증을 완화하기 위한 타르 요법(타르는 숯의 주성분으로 아토피나 알러지성 가려움증에 효과가 있으며 염증을 가라앉히므로 샴푸의 형태로 일주일에 두 번 정도 사용하면 된다)과 모낭충 데모덱스 요법을 시행하였다. 또한 철저한 식이요법으로 고기, 생선, 계란, 우유와 같은 동물성 음식을 절제하고 현미와 채식 위주로 먹었다. 아울러 항DHT 요법과 카파시딜 요법까지 병행하여 6개월 치료 후 지루성 두피의 완화뿐만 아니라 발모도 촉진되었다.

사례15 30대 여성의 M자형 탈모(여성형 M자 탈모)

보헤미안 스타일의 30대 여성이 진료실로 들어왔다. 연극배우다 보니 다양한 연출이 필요한 직업인데 이마가 넓어서 어린 역할은 정말 맡기가

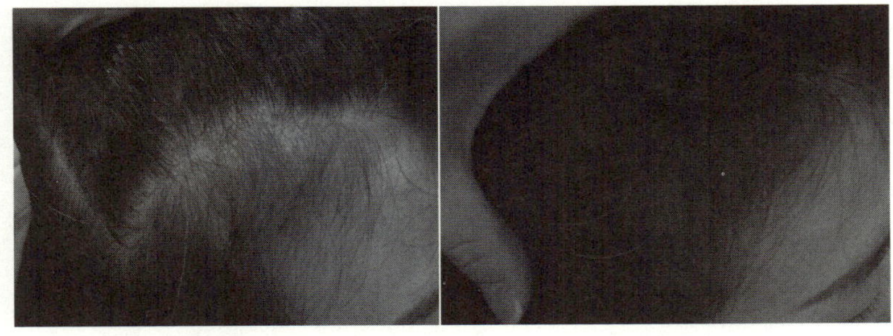

<table>
<tr><td>치료 전 모습</td><td>치료 후 모습</td></tr>
</table>

어렵고 주로 아줌마 역할을 할 수밖에 없는 처지라고 했다. 두피 검사 소견으로 별다른 이상은 없었으나 남성형으로 M자 타입의 탈모가 진행되고 있었다. "원래 동안인데 이마가 넓어지니까 확 늙어 보여서 정말……."

혈액 검사상 테스토스테론의 레벨이 약간 높은 상태였으나 그보다는 DHT에 대한 감수성이 높아져서 생긴 여성형 M자 탈모였다.

항DHT 요법과 항산화 요법, 트리플엔자임 콤플렉스 요법을 통하여 치료 5개월 만에 만족할 만한 결과를 얻어 냈다. 일반적으로 남성형 M자 탈모보다 여성형 M자 탈모가 치료 효과도 빠르게 나타나고 치료 자체도 용이하다. 여성의 고민인 앞머리 부분이나 이마라인, M자 부위는 모발이식보다는 항DHT 요법, 카파시딜 요법으로 더욱더 자연스럽게 호전될 수 있으며 당연히 수술에 대한 부담도 줄일 수 있어서 권장할 만하다.

사례16 32세 남성의 남성형 M자 탈모증

32세의 순하게 생긴 이 직장 남성은 군대 갔다 온 후부터 계속해서 이마가 넓어지고 특히 M자가 깊이 파이는 것이 고민이라고 했다. 그러나

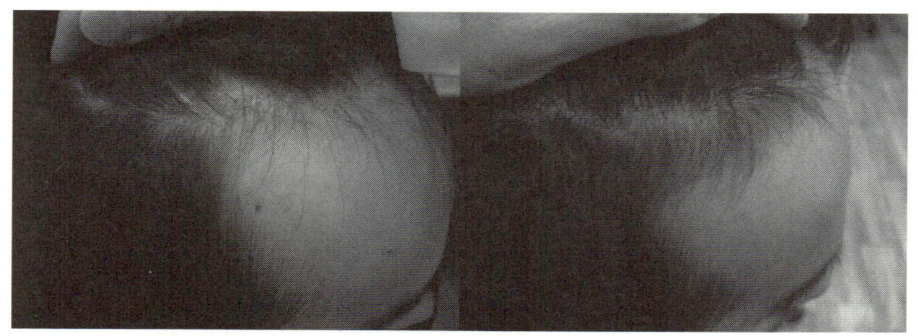

치료 전 모습   치료 후 모습

실제로는 이마라인이 허물어지고 앞머리 숱이 감소되었기 때문에, 그에 따라 M자가 두드러져 보이게 된 것이었다.

남성형 탈모인자의 발현이 주된 원인이며 지나친 술과 담배로 인한 간 기능 저하와 두피혈관 위축이 두 번째 원인이다.

이 환자의 경우, 약 3개월간의 카파시딜과 피나스테라이드, 코퍼 요법, 트리플엔자임 콤플렉스 요법을 통하여 M자 부위를 완화시키고 주변부 모발을 풍성하게 만들어 시각적으로 매우 안정된 앞머리와 이마라인을 완성할 수 있었다. 그 후 꾸준한 금주와 금연을 시행하여 현재까지 헤어라인을 잘 유지하고 있다.

사례17 40대 여성의 항암제 치료로 인한 탈모증

40대 중반의 여성이 전체적인 머리숱 감소로 내원하였다. 항암치료가 끝난 후 자연적으로 모발이 회복될 것이라고 했으나 기대했던 만큼은 아니었다고 했다. 빠졌던 모발이 다시 생성되기는 하였지만 매우 가늘고 연모화되어 모발밀도가 기존 모발의 3분의 1도 채 되지 않았다. 원래 머리

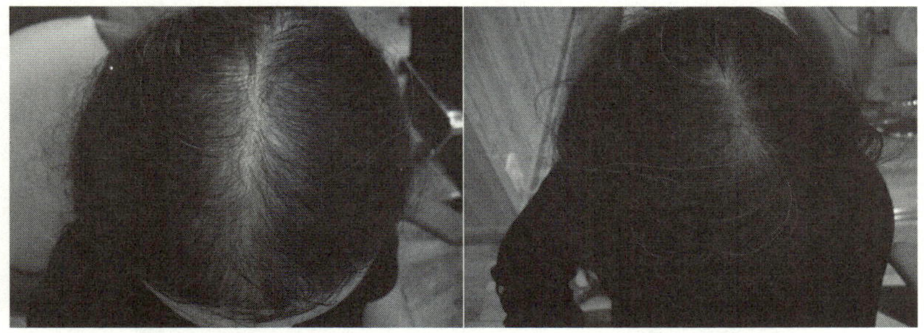

치료 전 모습   치료 후 모습

카락이 두껍고 숱이 많았으나 3년 전 난소암 진단을 받고 항암치료를 받으면서 탈모 증상이 시작되었다. 이런 현상은 항암제 투여로 인한 생장기 모발의 탈락이 주원인이다. 대부분 항암치료 후에 휴지기 모발이 증가하는데, 이것이 더욱 연장된 것으로 연령이 높을수록 모발 재생이 더욱 힘들다.

먼저 위축된 두피와 모세혈관의 활성화를 위하여 광시야각 LED레이저를 사용하고 이온 메조테라피를 실시했다. 동시에 카파시딜 요법과 고주파 치료, 트리플엔자임 콤플렉스 요법을 병행하여 치료하였다. 또한 현미를 주식으로 하되 아연이 많이 포함된 견과류와 어패류 등을 골라 섭취하는 식이요법과 미네랄 보충 요법을 적극적으로 병행하여 7개월 후에는 상태가 크게 호전되었다.

대머리 총각
새 인생을 찾다

　오랜 가뭄 끝에 천둥과 번개가 동반된 궂은 날씨였다. 머리숱이 많은 아주머니께서 진료실로 들어오는 것이 아닌가. 사람을 볼 때 얼굴보다는 머리카락을 먼저 보는 직업적 습관이 있는데, 이렇게 숱이 많은 아주머니께서 웬일로 오셨을까 싶었다.

　"어떻게 오셨습니까? 어디 불편한 곳이라도 있으신지요?" 조심스레 물어보았다.

　"사실은요…… 제가 아니라 제 아들인데…… 제가 대신 왔습니다."

　"아, 네. 탈모치료는 본인이 직접 진찰을 통해서 치료와 처방을 받는 것이 순서입니다만……."

　"네, 저도 알고 있습니다. 하지만 저희 아들이 지금 청주에 있는 대학에 다니는데 올라오질 않아서 대신 왔어요."

　"그러시면 화요일에는 야간진료를 하고 토요일도 정상진료를 하니까 그때 같이 오시면 될 것 같은데요?"

"……그게 아니라요. 아들 녀석이 학교에 나가질 않아요. 그래서 부탁하러 왔습니다. 아들 녀석 좀 학교에 다니게 해 주세요."

그 말을 듣는 순간 머릿속에 퍼뜩 드는 생각이 있었으나 당황스럽기도 하였다. 학교 다니기 싫은 학생을 의사인 내가 어떻게 설득해야 할까.

"어머님 힘드시겠지만 그런 문제는 의사인 저로서는 한계가 있으니 전문 상담사를 찾아가 보심이 어떠실는지요?" 조심스럽게 건넨 말이었지만 말이 끝나기도 전에 어머니는 이미 눈물을 글썽인다.

"지난 1년간 설득도 하고 회유도 하고 혼내기도 하고 안 찾아가 본 상담사가 없었어요. 그런데도 학교를 안 다니겠다는 거예요. 6개월만 지나면 영장이 나올 텐데 자기는 학교도 군대도 거부하고 죽어 버리겠다고 방 안에 틀어박혀 나오질 않아요. 서울 집으로 오라고 해도 청주에서 올라 오지도 않고요." 급기야는 울음을 터뜨리며 엉엉 우시는 것이었다.

아들은 대학교에 입학한 후 신입생 환영회 때 선배들이 "결혼해서 애가 두세 명은 있는 아저씨 같다"는 둥 "동네 담배 가게 아저씨와 비슷한 스타일"이라는 둥 놀려대어 마음에 상처를 받았다고 했다. 그래도 학기 초에는 동급생들과 그렇게까지 터놓고 지낼 만큼 친한 상태가 아니라서 그럭저럭 탈모에 대한 말을 듣지 않았다. 그런데 중간고사가 끝난 후 양평으로 MT를 가게 되었고 술자리에서 한 친구가 아들의 머리를 보며 "아저씨 누구세요? 여기 교수님 오셨네요"라고 했고 주변의 여학생들도 깔깔 웃으며 같이 놀려댔다. 충격을 받은 아들은 웃지도 못하고 울지도 못하는 상황에서 창피하고 화도 나고 어색하고 당황하여 숙소를 뛰쳐 나와 자취

방으로 돌아왔다.

그때 그를 위로해 주는 사람은 한 명도 없었다. 아들은 그 이후로 외모의 약점을 잡고 놀리는 학교 친구들에게 환멸을 느껴 외출도 하지 않고 집안에 틀어박혀 있거나 동네 개들하고만 친하게 지내게 되었다. 최근에는 친하던 개마저 어디론가 팔려 가 버렸는데, 그러자 식사도 거의 하지 않고 폐인처럼 지냈다.

그렇게 1년 동안 학교를 다니는 등 마는 둥 허송세월을 보내고 2학년 1학기 말이 되었다. 이제 곧 학기말 고사인데 시험을 보지 않으면 세 번 연속 학사경고로 퇴학을 당하든지, 입대를 해야 하는 상황이었다. 어머니는 제발 이번 학기말 고사만 보고 대책을 세우자고 아들을 울면서 설득했고 지도교수님께 찾아가 통사정도 해 보았다. 지도교수님께서는 이번 학기말 고사를 보기만 하면 어떻게든 퇴학 조치는 면하게 해 주겠다고 배려해 주셨지만, 아들은 여전히 21살의 대머리가 대학은 나와서 뭐 하냐며 자포자기 상태로 고집을 피우고 있는 상태였다. 이렇게 눈물 없이는 들을 수 없는 사정을 들은 나도 어찌해야 할지, 안타까운 마음만 들 뿐이었다. "어머니 그럼 제가 잘 설득해 볼 테니 아드님을 한번 병원에 데려와서 진찰을 받도록 설득해 보시지요." 이런 사건이 있은 후 한 달이 지나 그날의 기억이 사라질 즈음에 어머니께서 아들과 함께 다시 찾아왔다.

야구 모자를 푹 눌러 쓴 아들은 몸이 여월 대로 여위어서 티셔츠가 다 헐렁해 보일 지경이었다. 한창 외모에 신경 쓸 나이일 텐데 운동화에 겨우 트레이닝 차림이라니, 멋내기를 일찌감치 포기한 듯 했다.

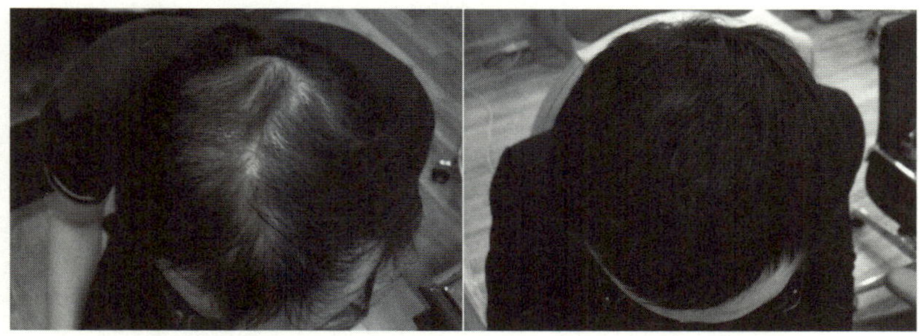

치료 전 모습   치료 후 모습

"머리 때문에 스트레스 많이 받죠?"

"……예, 사실은 휴학한 후 1년 정도 머리카락 나는 방법을 연구해 보려구요."

"그러시더라도 학교는 다니는 것이 좋겠습니다."

"이 머리로 어떻게 학교를 나가요! 친구들 보기도 그렇고 사람들이 개무시하고……."

"그럼 학생에게 내가 한 가지만 물어볼게요. 윈스턴 처칠과 피카소와 스티브 잡스, 이 사람들은 학생도 다 알 거에요. 이 사람들의 공통점이 무엇일까요?"

"그런 건 왜 물어보세요? 모두 유명한 사람 아닌가요?"

"세 사람 모두 대머리입니다. 사람들이 그 사람들을 머리가 빠졌단 이유로 무시하나요?"

학생은 묘하게 희망이 깃든 눈빛으로 나를 쳐다보았다. 하지만 이내 "그 사람들은 유명하니까 사람들이 안 무시하죠"라고 말했다. 자기와는 다른 세상 사람이라는 듯이.

"한 가지만 더 물어볼게요. 어머님 말씀으로는 아버지께서 탈모가 심하셔서 현재 대머리 상태라고 하던데 학생은 그럼 아버지가 대머리라는 이유로 아버지를 우습게 여기고 무시하나요?"

"……아니요."

"진짜로 대답해 보세요. 아버지가 대머리라서 학생은 아버지를 무시하고 있나요?"

"그건 정말 아니에요." 학생의 눈가에 점차 눈물이 스며드는 것을 볼 수 있었다.

"만일 머리가 빠졌다는 이유로 사람들이 학생을 무시한다면 그것은 학생 책임이 아니에요. 그들에게 문제가 있는 거에요.

저는 어렸을 적에 〈캔디〉라는 만화를 본 적이 있어요. 생각나요? 캔디가 동산에서 놀고 있을 때 주인집 아들인 닐과 딸인 이라이저가 나타나서는 혼자 외롭게 소꿉놀이를 하고 있는 캔디를 "이 고아 계집애야" 하며 놀리며 괴롭히잖아요.

하지만 이윽고 알버트 아저씨가 피리를 불며 나타나죠. 알버트 아저씨는 아주 강한 말투로 닐에게 경고해요. "닐, 자신이 책임질 수 없는 일을 가지고 그 사람을 비난하는 것은 야비한 짓이다." 닐은 거스를 수 없는 알버트의 포스에 흠칫하며 이라이저와 함께 도망치죠. 이것이 캔디와 알버트의 첫 만남이에요.

캔디가 고아가 된 것이 캔디의 책임이 아니듯이 학생의 머리카락이 빠진 것은 학생 책임이 아니에요. 절대 아니지요. 그러니 학생의 머리를 가지고 놀리는 사람이 있다면, 그들은 〈캔디〉에 나오는 인간성 나쁜 닐보다 더욱더 야비한 놈들이에요. 그들에게 영향 받을 필요는 전혀 없다는 걸 명심해요."

"그렇다면 제 탓이 아니군요."

눈물이 맺힌 그의 눈빛은 조금씩 자신감 있는 표정으로 변해 갔다. 탈모로 고통받고 수없이 좌절하던 나의 20대를 보는 것 같았다.

"그래, 이제 엄마랑 같이 열심히 치료해 보는 거야." 곁에 있던 어머니가 이때를 놓칠세라 거들었다.

"맞아. 그리고 학생, 학교도 휴학할 필요 없어요. 휴학하면서 치료할 것이 아니라 학교도 다니고 알바도 열심히 하고 치료도 열심히 하는 트리플 요법을 써 봐요. 그래서 내가 개발한 발모비법도 '트리플' 효소 요법이에요."

"아, 예. 한번 해 볼게요."

이 학생은 20대 초반의 남성형 탈모증으로 DHT의 증가라기보다는 탈모 유전인자가 이른 나이에 빨리 발현된 경우였다. 우선 피나스테라이드와 카파시딜과 트리플엔자임 콤플렉스로 자가치료를 권장하였다. 그 후 3개월 만에 빠진 모발의 65%까지 회복되는 희망적인 결과를 보였고 지금 그는 학업에 열중하고 있다.

학교가 청주여서 어머니께서 한 달에 한 번씩 아들 대신 처방을 받으러 오신다. 요즘은 처음 어깨를 축 늘어뜨리고 올 때와는 달리 희망차고 밝은 미소를 띄고 진료실을 들어선다. 탈모치료를 하면서 종종 느끼는 점이

탈모를 겪는 본인보다 더욱더 마음 아파하는 사람은 바로 어머니라는 것
이다. 자식을 위해서는 무엇이든 마다하지 않는 어머니의 사랑이 새삼 피
부로 느껴졌다.

제4장

탈모에 대한 13가지 오해

진실은 단순하다(The truth is simple).

−알버트 아인슈타인(Albert Einstein)

대머리는
유전이 아니다?

‘대머리가 유전이다, 아니다’라는 주제는 항상 탈모 원인에 대한 논쟁의 중심에 있어 왔다. 지금도 그 논쟁은 활발히 진행 중이다.

탈모치료를 직업으로 하고 있는 사람들은 자신들의 치료방법을 선택하도록 유도하면서 탈모의 원인을 설명하는 경향이 있다. 일부 모발이식 센터에서는 남성형 탈모는 유전이므로 이식 외에는 별다른 방법이 없다고 하며 주로 이식만을 권한다. 부분적으로는 맞는 말이다. 한편 두피관리센터에서는 모발이식은 치명적인 단점을 갖고 있는데 두피가 두꺼운 후두부에서 채취하여 상대적으로 두피가 얇고 혈관 분포가 적은 M자 부위에 이식하는 것이므로 생착률이 떨어져서 수술 후 시각적 효과가 별로 없다고 주장한다. 이 또한 부분적으로 맞는 말이다. 또 수술은 부작용이 많고 이후에 재수술을 해야 하니 효율이 떨어진다고도 말한다. 그들은 두피관리만이 제대로 탈모를 해결할 수 있다고 자사의 두피관리 프로그램을 권장한다. 이것도 아주 틀린 말은 아니다. 처방을 주로하는 병원에서는 현재까지 밝혀진 바로는 프로페시아와 미녹시딜 외에는 별다른 방법이 없다고 말한다. 그러나 이 또한 전부 옳은 것은 아니다. 인터넷상에서는 탈모치료를 표방한 온갖 민간요법이 유행하기도 한다. 이들은 식초, 콩, 하수오, 검은 깨, 검은콩, 녹차 등을 권한다. 인터넷상에서는 이 모든 재료로 만들었다는 환 형태의 천연 탈모치료제가 인기를 끌기도 한다. 각종 제약회사에서는 먹는 탈모치료제를 약삭빠르게 시중에 내놓아 의사들을 통해 처방하거나 약국에서 직접 판매하는 방식으로 엄청난 수입을 올리고 있다. 그러나 환자들이 비싼 가격을 지불하고 사 먹는 발모제의 성분을 하나하나 확인해 보라. 대부분 먹는 발모제의 주성분은 티아민(비타민 B1)이나 비타민 B5, 비오틴, 케라틴이나 시스틴 복합제일 뿐이다. 이러한 성분들로 탈모의 주된 원인인 유전성과 자연노화를 해결하기에는 턱없이 부족하며 발모촉진과도 그다지 관련이 없어 보인다. 설사 부분적인 관련이 있다하더라도 이런 성분들은 먹는 발모제만의 특별한 것이 아니다. 콩이나 현미, 견과류, 채소, 달걀, 어패류 등에 이미 풍부하게 포함되어 있는 성분들이다. 따라서 먹는 발모제 또한 정답이라고 할 수 없다. 한방에서는 신장이나 기타 오장육부의 어떤 특정한 부분의 부조화 때문에 혹은 두피에 열이 많아서 머리카락이 빠진다고 한다. 일반적으로 민간요법을 권장하지도 않고, 먹는 약이나 특히 바르는 약인 미녹시딜은 알레르기의 위험이 있고 쉐딩 현상이 심하다고 말하기도 한다. 그들은 신체의 조화를 이루어 탈모를 치료할 수 있다는 한약을 주로 권장한다. 이 말도

부분적으로 볼 때는 도움이 된다. 그러나 개인적인 노력 없이 한약 발모제만 복용하여 신체의 균형이 완벽하게 이루어지고 대머리가 치료되었다는 사례를 나는 본 적도 들은 적도 없다. 신체의 조화란 기본적으로 식이요법과 운동과 평화로운 마음가짐이 삼위일체를 이룬 상태에서만 가능하다. 현재로서는 한약이든 양약이든 완전한 탈모치료제는 없다. 그러니 탈모치료에 한약이 좋으니, 양약이 좋으니 하는 논쟁은 무의미하다.

그러면 대한민국 천만 탈모인들은 어느 장단에 춤을 춰야 할까?

탈모가 유전이냐 아니냐, 하는 논쟁은 사실 계속할 필요가 없다. "백인이 되는 것이, 혹은 흑인이 되는 것이 유전 때문인가?"라는 질문만큼 어리석다. 피부색이 유전되는 것처럼 탈모는 유전된다. 부계냐 모계냐의 논쟁도 아무런 의미가 없다. 흑인과 백인이 결혼하여 나온 자녀는 흑인일까, 백인일까. 흑인과 백인의 중간, 혼혈이다. 유전이란 기본적으로 난자와 정자가 만나 유전정보를 반씩 서로 교환하여 부모가 가진 특성이 자식에게 전해지는 것이기 때문이다.

그렇다면 문제는 부모님은 머리숱이 많은데 나만 탈모일 때이다. 형이나 동생은 괜찮은데 왜 나만 빠질까? 이로 인해 대머리가 유전이라는 사실을 부인하는 환자도 많다. 탈모 유전은 다음의 두 가지 요소에 의해 좌우된다.

첫째는 유전성이 잠재형이냐 혹은 표현형이냐에 따라 탈모 증상의 발현 여부가 결정된다.

둘째로 이보다 중요한 것은 유전성을 발현시키는 환경이다. 여기에는 신체 내부 환경과 외부 환경이 동시에 작용한다. 유전성이 있다 하더라도 본인이 노력하기에 따라서 얼마든지 발현 시기를 늦추거나 발현을 최소화시킬 수 있다.

레오나르도 다빈치, 모차르트나 아인슈타인, 빌 게이츠가 천재의 유전자를 타고난 사실은 맞다. 하지만 이들이 아프리카 어느 이름 모를 산간 벽지에서 태어났다고 가정하면 그들의 천재성이 제대로 발현될 수 있었을까? 아마 다빈치는 단순하기 짝이 없는·동굴벽화를 그리고, 모차르트는 단조로운 토속 타악기를 연주하고, 아인슈타인은 원자 폭탄이 아닌 화살 정도나 만들었을 것이고, 빌 게이츠는 사냥도 못하는 평범한 소년이었을 것이다. 탈모 유전자도 마찬가지다. 유전자를 이미 지니고 있다고 해도 환경에 따라 전혀 발현되지 않을 수 있다. 이것이 탈모치료의 희망이다. 또한 이것이 이 책에서 말하는 핵심이기도 하고.

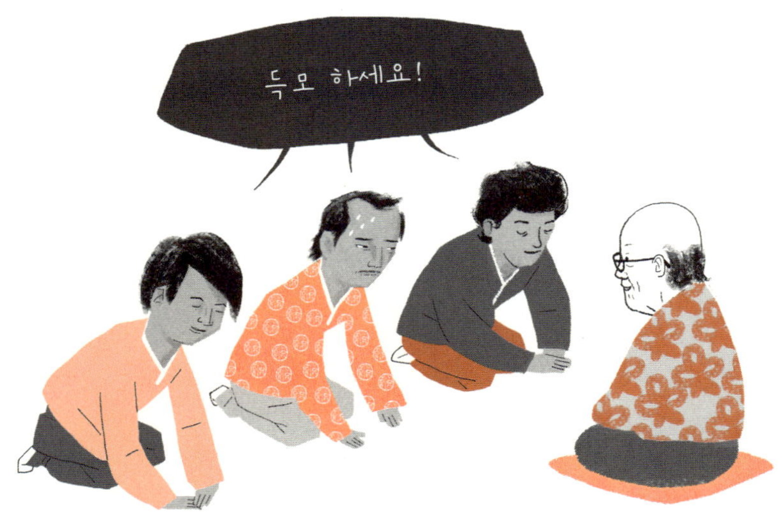

머리는
자주 감지 않는 게 좋다?

탈모증이 있는 사람에게 흔히 머리를 매일 감지 말고, 이틀에 한 번씩 감으라고들 한다. 우리가 세수를 이틀에 한 번씩 하면 얼굴은 어떻게 될까?

두피도 얼굴 피부의 연장선이다. 머리 감는 것도 아침저녁으로 해 줘야 탈모예방에 더욱 용이하다. 손을 자주 씻는 것이 좋듯이 두피도 자주 씻어 줘야 하는 것이다. 두피는 모공이 넓고 모낭이 커서 피지가 쉽게 생성되고 기름과 먼지 등 불순물이 많아 모공이 쉽게 막히기 때문에 그렇다. 두피에 각종 노폐물이 쌓이면 모공이 막혀 염증이 발생하고 DHT가 잘 빠져나가지 못해 결국 모발성장을 저해한다.

특히 땀과 피지가 왕성하게 생성되는 시기라면 꼭 아침저녁 머리를 감아야 한다. 두 번 감는 것이 부담스러워 하루에 한 번만 감기로 했다면, 아침보다 저녁에 감는 것이 효과적이다. 주로 잠을 자는 동안에 혈액순환이 활발해지면서 모발성장을 촉진시키고, 모발을 건강하게 회복시킬 수 있기 때문이다.

머리 감는 것 못지않게 빗질도 중요하다. 평소에 빗질 한 번 하지 않고 지내는 사람도 있다. 하지만 두피의 건강을 위해서도 제대로 된 빗질은 꼭 필요하다. 보통은 머리를 감은 후에 빗질을 하는데, 이것은 엄밀히 말하면 잘못된 방법이다. 감은 후가 아니라 감기 전에 빗질을 해 줘야 한다. 머리 감기 전에 성긴 빗으로 두피와 머리카락에 붙은 먼지와 오염 물질을 제거해 주는 것이 좋다. 젖어 있을 때에는, 수소 결합이 일어나 모발이 약해져 있는 상태이므로 빗질을 삼가야 한다. 젖은 상태에서 빗질을 하게 되면 큐티클이 쉽게 손상되기 때문이다.

빗질할 때에 방향도 중요하다. 머리 감기 전에는 위(정수리)에서 아래로, 머리 감고 말린 후에는 귀 뒤나 목 뒤에서부터 위로 빗질해야 한다. 머리 감기 전에는 먼지와 노폐물을 아래로 떨어뜨려 주어야 하니까 위에서 아래로 빗어 주는 게 좋다. 머리 감고 말린 후에 속머리에 빗을 집어넣어 위로 올려줌으로써 머릿결을 한층 더 살릴 수 있고, 머리카락 사이에 공기층을 만들어 주어 산소 공급을 원활하게 할 수도 있고 곰팡이 감염도 예방할 수도 있다. 하지만 충분히 건조된 후에 빗어야 한다는 점을 놓치지 말 것.

빗도 플라스틱 빗이나 나무로 만들어진 빗보다 부드러운 고무 재질의 빗이 좋다. 나무빗을 쓸 때는 너무 딱딱하지 않은 것으로 고르도록 한다. 천연이라고 나무빗을 무작정 선호하는 사람들이 많은데, 나무의자에 앉으면 꼬리뼈가 아픈 것처럼 딱딱한 나무빗은 두피를 자극하기 쉬워 좋지 않다.

젖은 머리는 두피 안쪽에서부터 두드리듯 수건으로 말려 준다. 또 찬바

람으로 말리는 것이 좋다. 처음부터 드라이기로 말리면 두피의 수분이 쉽게 증발해 건조하고 푸석푸석한 머릿결로 바뀐다. 제일 좋은 방법은 자연건조될 때까지 기다렸다가 빗어 주는 것이다. 드라이기를 사용하더라도 일정한 거리를 두고 사용하도록 하고 뜨거운 바람은 삼가는 것이 좋다.

샴푸보다
비누로 감아야 깨끗하다?

샴푸는 머리를 감기 위한 것만이 아니다. 자신의 두피 상태에 맞게 그 기능까지 꼼꼼히 살펴보고 사야 한다. 샴푸는 두피뿐 아니라 모낭의 오염물과 기름기, 죽은 각질을 때의 형태로 탈락시켜 두피의 신진대사를 원활하게 해 주는 역할을 한다. 주성분은 계면활성제인데 샴푸를 고를 때 이 성분을 가장 신경 써서 골라야 한다.

샴푸의 성분으로 두피에 좋다는 녹차, 비타민 C, 케라틴, 시스틴, 해조류, 미네랄이 아무리 많이 들어 있어도 가장 중요한 계면활성제가 저가의 석유계이거나 알코올계라면 두피에 악영향을 미칠 수 있다. 또 샴푸가 머리에 맞지 않으면 탈모를 유발할 수도 있다.

시중에 나와 있는 샴푸는 지성용, 건성용, 중성용 등 용도별로 판매되는데 두피가 아무리 건성이어도 건성용은 자제하는 것이 좋다. 용도별로 구분된 경우 샴푸 주성분의 차이는 크게 없고 샴푸에 들어 있는 보습 유분 함량 정도의 차이가 있다. 건성용 샴푸의 경우 화학물질인 보습 유분 함량이 다른 샴푸에 비해 상대적으로 많고 반대로 지성용 샴푸는 이 성분의 함량이 적을 뿐이다. 이럴 경우 화학물질이 소량 들어 있는 샴푸를 사용하는 것이 더 중요하고 이것이 두피 건강에도 확실히 좋다.

샴푸 후에 사용하는 린스는 '헹군다'는 의미만 가지고 있을 뿐 다른 의미는 없다. 린스나 트리트먼트는 기본적으로 코팅제여서 머리카락에만 사용해야 한다. 린스나 트리트먼트를 두피에까지 바르는 사람이 있는데, 주성분이 코팅제와 유화제 등의 화학결합물이기 때문에 아무리 꼼꼼히 잘 헹궈도 두피에서 잘 떨어지지 않는다. 이때 두피에 달라붙어 모공을 막아 탈모를 일으키기도 한다. 그리고 샴푸의 알칼리 성질이 두피손상이나 모발손상을 가져오는 것을 방지하기 위해 린스는 중성 혹은 약산성으로 사용하는 것이 좋다. 개인적으로는 탈모 환자들에게 린스나 트리트먼트는 권장하지 않는다.

참고로 컨디셔너는 모발 상태를 최적화시켜 주는 용도로 사용한다. 그래서 컨디셔너는 성분이 아니라 기능을 비교하여 골라야 한다. 정전기 방지, 보습 유지와 PH 유지, 이 세 가지 기능을 보고 구입하는 게 옳다.

머리를 감을 때는 35~37℃ 정도의 미온수로 두피와 머리카락을 충분히 적신 후 샴푸를 도포하여 모발과 두피 구석구석을 마사지하듯 감는다. 단 샴푸가 직접 두피에 닿으면 계면활성제 성분이 두피를 자극할 수 있으므로 손에서 거품을 낸 다음 두피를 마사지하듯 감는 것이 좋다. 린스와 트리트먼트 후에는 두피에 잔여물이 없도록, 여유 있게 꼼꼼히 헹궈 내야 한다. 린스와 트리트먼트가 두피나 모발에 남으면 오히려 모공을 막아 각종 염증을 유발할 수 있다는 것을 명심하자.

또한 올바른 샴푸 타이밍이 따로 있다. 씻기 시작할 때 우선적으로 두피를 골고루 적셔 놓자. 그다음 세안 및 목욕을 하면서 틈틈이, 여러 번 두피를 적셔 주는 것이 좋다. 수분이 침투할 시간을 충분히 준 다음이, 바로 올바른 샴푸 타이밍이다. 머리에 물을 적시자마자 곧바로 샴푸하는 사람이 많은데, 이럴 경우 과도한 계면활성 작용으로 두피손상이 우려된다. 세안과 목욕이 끝난 후 마지막으로 충분히 적셔 놓은 머리를 손에서 낸 샴푸 거품으로 1~2회 감아 주자. 샴푸 → 세안 → 바디의 순서가 아니라, 두피를 물에 충분히 적신 후 → 세안 → 바디 → 샴푸의 순서이다.

여름에 두피를 시원하게 한다고 해서 비누로 감는 사람들이 있다. 특히 남성들 중에는 비누로 감아야 더 깨끗하다고 생각하는 사람들이 많다. 실제로 비누로 감을 경우 샴푸로 감을 때는 보기 힘든 때가 물에 떠 있기도 하다. 그러나 그건 세정력이 강해서가 아니라 비누의 계면활성제가 두피 각질을 과도하게 벗겨낸 것이다. 게다가 그렇게 벗겨진 각질 조각이 모공을 막을 수도 있어 비누로 머리 감는 것을 권하지 않는다.

비듬은
모두 탈모와 관계있다?

비듬은 두 가지다. 탈모와 상관없는 비듬과 탈모와 상관있는 비듬. 피부는 28일 주기로 바뀌는데, 주기적으로 떨어지는 비듬이라면 정상적인 각질이므로 치료받을 필요가 없다. 흔히 각질과 비듬을 혼동하는 경우가 많다. 또 정상각질이 많이 일어나는 경우인데도 심각한 비듬이라고 여겨 겁을 내는 사람도 많이 보아 왔다.

탈모와 상관있는 비듬은 곰팡이나 세균이 원인인 경우다. 대개 가려움증이 지속되거나 호전되지 않는 경우에는 곰팡이 균의 감염을 의심해 보아야 한다. 이때 지성용 샴푸는 두피를 건조하게 해서 비듬이 더 생길 수도 있으니 조심해야 하며, 비듬이 지속될 때는 평소에 중성용 샴푸를 사용하면서 주 2회 정도는 징크 샴푸나 케토코나졸 샴푸를 함께 사용하면 상호보완 효과를 노려볼 수 있다. 그러나 매일 사용하면 이런 성분에 대한 내성이 생길 수 있으니 주 2회로 제한해야 한다. 샴푸 후에 트리트먼트는 하지 않는 것이 좋으며 왁스나 젤과 같은 제품도 사용을 삼가는 것이 좋다.

지루성 탈모가 있다고 성급히 항생제나 스테로이드를 쓰는 경우가 많은데 이럴 경우 초기에는 호전되는 듯하지만, 실제로는 세균이나 곰팡이를 죽이는 게 아니라 이들에 먹이를 주는 것과 같다. 먹이를 주니까 초기에는 조용하지만 이후에는 더 강해지기 때문에, 바로 악순환이 시작된다. 게다가 세균이나 곰팡이에 대한 내성이 생겨 만성 지루성 두피염으로 발전하기 쉽다. 항생제나 스테로이드를 오래 사용하면 안 되는 이유가 바로 여기에 있다. 박테리아를 치료하기 위해 강한 항생제를 투여하면, 이를 금방 눈치채고 더 강한 슈퍼 박테리아가 나오는 것과 같은 이치이다.

천연 항생제로는, 녹차의 카테킨과 티트리 오일이 있는데, 카테킨은 마셔야 하고, 티트리 오일은 발라 주면 된다. 강력한 항균 기능이 있는 트리플엔자임 콤플렉스 효소액을 집에서 만들어 매일 두피에 발라 주는 것도 매우 효과적이다. 방법은 머리를 감고, 효소액을 두피에 골고루 발라 마사지한 후, 스팀 타월로 5분간 덮어 두면 된다. 따로 헹굴 필요는 없고 자연건조 시키면 된다. 이 방법은 일석 삼조이다. 첫째로 두피 각질을 제거하고, 둘째로 두피 지루성을 없애주고, 셋째로 탈모의 원인이 되는 DHT를 감소시키기 때문에 모낭충 번식을 억제하고 곰팡이까지 제거할 수 있다.

대머리는
정력이 세다?

흔히 "대머리는 정력이 세다"고들 한다. 이것이 사실일까? 한 방송 프로 그램에서 정력맨 콘테스트를 한 적이 있다. 350킬로그램의 철통을 들고 스쿼트(굴슬운동, 일반적으로는 바벨을 어깨에 짊어지고 앉았다가 일어서는 운동을 말한다)를 하는가 하면 자동차를 통째로 들고 걸어 다니고 심지어는 기차 에 밧줄을 묶어 끌기도 한다. 세계 각지의 상상을 초월하는 힘을 가진 강 한 남자들이 모인 것이다. 하지만 그들 중 대머리와 일반인의 비율은 크 게 다르지 않았다. 따라서 대머리와 정력의 상관관계는 일단 접어 두어도 좋다.

가끔 진료실에 여자 환자가 찾아와 머뭇거리며 묻기도 한다. "탈모방지 를 위해 프로페시아를 복용하는데……. 정말 성기능이 떨어지나요?" 남 자 환자가 직접적으로 물어보는 경우도 있다. "정력이 감퇴된다는 말이 사실인가요?" 그러면 나는 이렇게 답한다. "복용 인구의 3.5% 정도가 성 욕감퇴를 경험했고 플라세보를 썼을 경우에는 1.7% 정도가 성욕감퇴를 경험했다는 통계가 있습니다."

남녀 모두 걱정이 많은 성욕에 대하여 재미난 연구 결과가 있다. 남성들의 성욕에 관해 설문조사가 실시했더니 흥미롭게도 남성들은 젊고 새로운 여성일수록, 허리가 잘록하고 엉덩이는 적당히 커서 그 비율이 0.8에 가까운 여성일수록 성적 호감을 느낀다는 통계가 나왔다. 이 통계는 서양과 동양, 게다가 아프리카 남성까지 한결같이 공통된 결과였다. 하지만 이러한 조건이 충족되었을지라도 해당 여성이 성적으로 문란할 경우에는 성욕이 급격히 감소하는 것으로 나타났다. 인간은 육체적이면서도 이토록 정신적인 존재라는 것이다.

성욕이라는 것이 지극히 육체적인 욕구 같지만 실제로는 정신적인 조

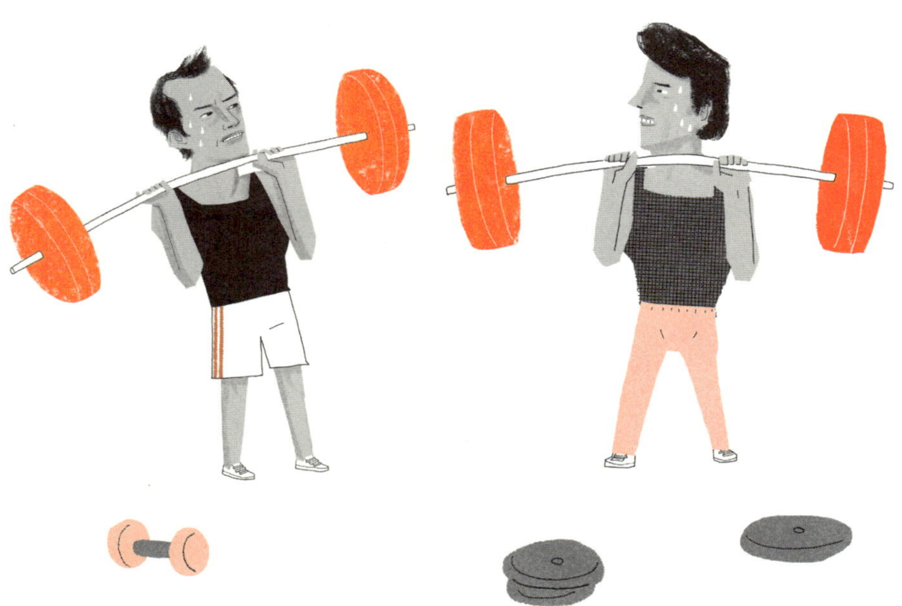

건이 만족되어야 활성화된다. 성욕을 충동적으로 흥분되는 상태라고 생각하기 쉽지만, 성욕은 휴식과 소화와 수면을 관장하는 부교감 신경이 활성화되었을 때 생식기관을 자극하여 생긴다. 평화를 관장하는 부교감 신경이 생식기관의 혈관을 확장시켜 발기를 유도하는 것이다. 결론적으로 말해서, 성욕이란 단순히 호르몬 대사물인 DHT에만 의존하는 것이 아닌 전(全)신체적, 환경적, 심리적, 사회적, 인격적으로 종합적인 영향을 받아 발생하는 것이다.

일을 많이 하면
머리카락이 빠진다?

스트레스와 분노로 인해 면역체계가 오작동하여, 자기 머리카락을 공격하면서 탈모를 일으키거나 흰머리를 만드는 경우가 있다. 프랑스 루이 16세의 왕비였던 마리 앙투아네트가 바스티유 감옥에 갇혀 있을 때, 사형 전날 하룻밤 만에 머리가 하얗게 새었다는 기록이 있다. 마리 앙투아네트는 왜 하룻밤 사이에 머리가 하얗게 새었을까.

어른들이 종종 자녀에게 "너 때문에 머리가 샌다"라고 말한다. 자녀들은 어른들이 그런 말을 해도 자신 때문이 아니라 어른이 나이 들었기 때문이라고 생각한다. 하지만 이건 어른의 말이 맞다. 스트레스를 받게 되면 자가면역세포가 물불을 가리지 않고 무엇이든 공격하게 되는데 자기 모낭세포를 타모낭세포로 오인해 모낭을 공격하게 되면 머리카락 전체를 하얗게 만들기도 하고, 부분적으로 공격해서 원형탈모가 생기기도 하는 것이다. 머리카락을 하얗게 만드는 경우는 멜라닌을 적으로 오인하고 공격하였기 때문이다. 스트레스 호르몬은 생존에 관계된 호르몬이다 보니 분노하면 다급해져서 아군인지 적군인지 구분하지 못하고 마구 공격하는 성향이 있음을 기억하자.

그래서 걱정을 많이 하고 스트레스를 많이 받으면 늙어 보이고, 고생을 많이 한 사람이 머리가 빨리 새는 것이다. 곧, 일이나 공부 때문에 스트레스를 많이 받은 사람은 머리가 쉽게 샐 수 있고, 이를 즐거운 마음으로 대하면 머리가 덜 샌다는 결론을 얻을 수 있다. 공부를 많이 하고 안 하고, 일을 많이 하고 안 하고의 문제가 아니라, 같은 일이라도 어떤 마음가짐을 가지고 임하느냐의 문제인 것이다. 마음가짐에 따라 스트레스를 더 받고 덜 받고의 차이가 생기고 이는 너무나 다른 결과를 낳는 것이다.

원형탈모는
동그랗다?

　원형탈모라는 뜻의 'alopecia areata'에서 '알로페시아(alopecia)'는 탈모를, '아레아타(areata)'는 지역(area)을 뜻한다. 이는 특정 부위의 탈모를 뜻하는데 잘못 번역하여 원형탈모로 불리고 있다. 원형탈모보다는 사실 '국한성 탈모'나 '국지성 탈모'로 표현하는 게 맞다.

　따라서 탈모의 모양을 보면 원형이 아닌 경우가 많다. 세모일 때도 있고 타원형도 있고, 어떤 경우는 사행성 탈모라고 해서 피부와 연결돼서 귀 뒷부분부터 탈모가 시작되는 경우도 있다.

　원형탈모라고 하면 예전 코미디 프로그램에서 자주 나왔던 모습이 떠오르지 않는가. 머리에 동전 크기만 한 하얀 구멍이 뚫려 있는 모습을 연상하기 쉬운데, 그것은 원형탈모가 아니라 (그 코미디의 시대적 배경으로 보아) 곰팡이나 기계충으로 인한 진균성 감염이나 모낭염으로 인한 탈모로 보인다.

　이처럼 탈모 부위가 원형이라하여 지루성 탈모증을 원형탈모로 잘못

진단받거나 그래서 스테로이드 주사 혹은 스테로이드 연고를 사용하기도 하는데 이는 증상을 더욱 악화시키는 지름길일 뿐이다. 곰팡이가 제일 좋아하는 것이 바로 스테로이드이기 때문이다. 스테로이드는 실제로 균이 들어와도 무방비 상태로 있으면서 여전히 면역억제만 하기 때문에 탈모를 더욱 악화시키는 경향이 있다.

얼굴용 화장수가
머리에 수분을 공급한다?

두피와 피부는 조직학적으로 현격히 다르다. 두피는 'scalp'라고 하여 피부(skin), 결합조직(connective tissue), 모상건막(apponerosis), 골막과 모상건막 사이의 부드러운 완충조직(lose areolar), 골막(periosteum), 이 다섯 층을 뜻하는 단어의 약자이며, 일반적인 피부를 뜻하는 단어 'skin'은 표피(epidermis), 진피(dermis), 피하층(subcutaneous tissiue)의 세 층으로 이루어져 있다. 물론 모공과 피지선, 땀샘은 비슷한 구조로 이루어져 있지만, 두피는 피부에 비해 모공이 넓고 피지선이 훨씬 더 발달되어 있다.

두피용 화장수는 일반적으로 수렴 작용이 강한 알코올과 항염증 작용이 강한 살리실산을 더 많이 포함하고 있다. 그래서 두피용 화장품을 얼굴에 발랐을 경우 화끈거릴 수 있고 알코올이 증발되면서 오히려 수분을 빼앗아 갈 수도 있다. 반대로, 얼굴에 바르는 화장수나 에센스를 두피에 바르면 어떻게 될까. 일반적으로 얼굴용 화장품은 두피용보다 점도와 유분이 높고, 유화제와 글리세린, 에센셜 오일 양도 많은 편이라서 얼굴용 화장품을 두피에 바를 경우 모공을 막게 될 것이고 심할 경우 모낭염이나 탈모의 원인이 될 수 있다.

피부에 수분은 매우 중요하다. 더운 날 마당에 물을 뿌리는 모습을 본 적이 있을 것이다. 물이 증발하면서 지면의 열을 빼앗아 가기 때문에 우리는 일시적으로 시원함을 느낀다. 이것을 기화열이라고 한다. 같은 원리로 두피용 스킨이든 얼굴용 스킨이든 발랐을 때 너무 상쾌한 느낌이 드는 제품은 알코올 성분이나 멘톨 성분이 강한 경우가 많다. 이런 종류의 화장품은 느낌만 상쾌한 것일 수 있으니 주의해야 한다. 피부에는 오히려 더 자극이 될 수 있으며 피부의 열과 수분을 동시에 빼앗아 갈 수도 있다.

과거에는 '아스트리젠트 토너'라고 하는 제품이 많은 인기를 끌었는데 최근에는 이름이 바뀌어 '모공관리 스킨'이라 하여 판매되고 있다. 모공관리 스킨은 일반적으로 알코올이 많이 포함되어 있으며 T-zone 부위에 발랐을 때 과도하게 나온 유분을 제거해 주는 동시에 피부에 가벼운 탈수를 유발하여 모공을 일시적으로 좁혀 준다. 또 '미스트'라 하여 수시로 화장한 얼굴 위에 뿌려서 수분을 보충해 주는 제품도 인기를 끌고 있지만, 이들 제품도 증발하면서 기화열의 원리에 의해 피부의 수분을 앗아 가기 때문에 피부탈수 현상을 일으킬 수 있으니 조심해야 한다.

피부의 수분은 외부로부터가 아닌 내부의 모세혈관으로부터 공급받는 것이 제일 좋다. 즉, 피부 위에 물을 바르는 게 아니라 입으로 물을 마시는 것이 더 효과적인 공급 방법이다. 목이 마를 때 목에 물을 뿌리는 것으로는 갈증이 없어지지 않는 것과 같은 원리이다. 얼굴에 수분을 공급하는 가장 좋은 방법은 수분크림을 바르는 것이 아니라 충분한 수분을 섭취하는 것이다. 마찬가지로 두피에 수분을 공급하는 가장 좋은 방법은 물을 자주 마시는 것이다. 자동차에 기름이 떨어지면 주유소에 간다. 주유소 종업원이 "창문 닫으세요. 지금부터 당신 차에 휘발유를 뿌립니다"라고 할까, 아니면 "주유구를 열어주세요"라고 할까?

탈모치료제의 부작용을
무시할 수 없다?

　약이 갖고 있는 아주 낮은 확률의 부작용을 염려해 치료를 포기하거나 적절한 치료시기를 놓치고 결국 말기가 되어서야 찾아오는 환자들을 보면 매우 안타깝다. 어느 약에나 미미한 부작용은 존재한다. 그것이 두려워 치료를 포기하면서도 온갖 인스턴트식품과 동물성 음식 위주의 식습관과 술, 담배는 결코 포기하지 못한다. 이는 주객이 전도된 상황이다. 술이나 담배는 못 끊으면서 채소에 있는 아주 적은 양의 농약이나 환경호르몬을 걱정하는 꼴이다.

　특히 피나스테라이드를 제제로 한 프로페시아를 복용할 때에 성욕감퇴를 걱정하는 사람들이 정말 많다. 하지만 FDA의 발표에 따르면 지난 10년간 탈모치료제인 피나스테라이드는 복용자의 전립선암 발병률을 26%나 감소시켰고 GS등급(전립선암의 등급을 5단계로 나눈 지표로 4 이하는 분화도가 좋고 5~6은 중간, 7 이상은 예후가 좋지 않다)이 높은 일부에 있어서는 전립선암 발병률이 1.7% 정도 증가되었다. 그러나 전체적인 전립선암 발병률은 오히려 낮추는 바람직한 결과를 얻었다. 탈모치료제로 인한 부작용은 술, 담배가 끼치는 영향에 비하면 확실히 미미하다.

참고로 우리가 마시는 술은 분해되는 과정에서 독성을 띤 아세트 알데하이드로 변하여 특히 간경화를 일으키는 주범이 된다. 이것은 우리 몸속에 포르말린을 지속적으로 공급하는 것과 같다. 또한 담배에는 3천 가지 이상의 발암물질이 있으며 지구상 어떤 물질보다도 독성이 강하다. 담배를 피울 때 필터에 갈색으로 남는 물질을 대부분 니코틴이라고 알고 있지만, 사실 이것은 니코틴이 아닌 타르이다. 이 타르가 문제가 되는 것이다. 해독작용을 맡고 있는 간은 타르를 나름대로 덜 해로운 물질로 만들기 위해 치환하지만, 오히려 더 강력한 발암물질인 벤조피렌으로 만든다. 즉 담배를 한 대 피울 때마다 간에 휘발유를 한 방울씩 떨어뜨리는 것과 같다.

지난 20년간 프로페시아 처방은 세계적으로 수천만 건이 넘었지만 이 약으로 인한 간경화나 기형아 발생에 대한 유의할 만한 보고는 발견할 수 없었다. 어떤 방법이든 '조기치료, 조기효과'를 노리는 것이 현명하고 이는 탈모에도 어김없이 해당된다. 괜한 부작용 걱정에 치료시기를 놓치지 않도록 하자.

사람도
털갈이를 한다?

　나는 남들과는 다른 방법으로 계절을 느낀다. 일 년 내내 연구실에만 틀어박혀 살다 보니 그렇다. 계절이 변하는 것과는 무관하게 나를 찾아오는 환자의 머리카락이 새로 나고 있는 모습을 보면 왠지 봄인 듯하고, 풍성한 머리숱을 보면 어느새 내 마음은 풍성한 여름이 되어 있다. 또 유난히 머리카락이 많이 빠진 환자가 찾아오면 쓸쓸한 가을이 떠오른다. 그러고 보니 이것과는 별개로 사람도 동물처럼 털갈이를 한다고 여기는 사람들이 많다. 유독 봄, 가을에 머리카락이 많이 빠진다고 여기기 때문이다. 과연 그럴까.

　같은 환절기라도 봄과 가을이 다르다. 오히려 환절기를 사계절 외에 제5의 계절이라고 하기도 하는데, 이러한 환절기 탈모를 예방하기 위해서는 그 전 단계 계절에서의 두피관리가 더 중요하다. 봄 탈모는 일교차보다는 겨우내 혈관수축으로 인하여 두피의 혈액순환이 원활하지 못하다가 온도가 급변하면서 일시적으로 과도하게 빠지는 것을 말한다. 이때 제대로 관리해 주지 않으면 숱이 적어진 채로 여름을 보내기 쉽다. 봄 탈모를 예방하기 위해서는 역시 겨울철 두피관리가 매우 중요하다.

겨울에는 두피건조와 두피탈수가 더욱 심해지므로 여름보다 더욱더 충분한 수분 보충을 해 줄 필요가 있다. 두피건조를 막기 위해서 트리트먼트나 컨디셔너의 사용보다는 라벤더 오일이나 티트리 오일이 함유된 보습 샴푸를 주 2회 사용하는 것이 좋다. 겨울에는 혈관이 위축하여 혈류량이 감소하기 때문에 탈모증 환자들은 특히 조심해야 한다. 여성 탈모증인 경우에는 두피혈관 위축성이 많아서 겨울철이 더욱 결정적일 수 있다. 갑자기 추워지면 승모근이 위축되고 이로 인해 후두부 동맥의 수축으로 두피로 올라가는 혈류가 감소된다. 즉 모발형성에 필요한 양분과 산소가 충분히 전달되지 않아서 탈모로 이어지기 쉬운데, 이를 개선하려면 하루 30분씩 반신욕을 해 주는 방법이 아주 좋다. 또 머리를 감기 전 따뜻한 스팀 타월로 두피의 근육과 혈관을 풀어 주는 것도 효과적이다.

굳이 탈모 환자가 아니라도 여름에는 더욱 신경 써서 머리를 관리해야 한다. 여름철은 고온다습하여 세균이나 곰팡이의 번식과 성장이 활발하다. 특히 머리 감은 후 다 말리기도 전에 머리를 묶거나 베개를 베고 자면 세균이나 곰팡이, 모낭충의 번식이 더 활발해진다. 따라서 여름철에는 두피를 청결하게 하고 세균이 번식하지 않을 정도의 건조함을 유지하는 데 집중하자. 또 강한 자외선은 머리카락뿐 아니라 두피의 콜라겐 층을 파괴해 진피를 얇게 만드는데, 얇아진 두피에는 모낭이 뿌리내릴 공간이 부족해지므로 힘없고 가는 머리카락은 견디지 못하고 빠질 수 있다. 강한 자외선은 두피 노화의 지름길이기도 하므로 어떤 방식으로든 피하는 것이 좋다.

더위를 피하기 위해 풀장에 가더라도 주의할 점이 있다. 두피가 마른 상태에서 바로 풀장에 들어가게 되면 풀장 물에 들어 있는 염소와 각종 소독물질이 두피의 모낭 안으로 쉽게 침투하여 탈모나 탈색의 원인이 된다. 풀장에 들어가기 전, 집에 있는 두피영양토닉이나 집에서 만든 트리플엔자임 콤플렉스 효소액으로 두피를 코팅하고 입수하면 풀장 독소의 70% 이상을 방어해 낼 수 있다. 수영을 마친 후에도 즉시 여러 번 샴푸하여 두피와 모발에 있을 소독물질들을 완전하게 세정해야 한다. 특히 여름 두피는 많이 얇아져 있으므로 파마나 염색은 가능하면 다음 계절로 미루는 것이 좋다.

가을이 왔다. 가을에는 일교차가 커지면서 건조해지고 각질이 많아지며 특히 여름 내내 강한 자외선에 노출된 두피가 위축되면서 탈모가 심해질 수 있다. 가을철 탈모를 예방하기 위해서는 그만큼 여름철 관리가 중요하다. 그리고 모발용 샴푸를 선택하지 말고 두피전용 샴푸를 사용하여 두피에 쌓인 먼지나 중금속, 피지를 지속적으로 제거해야 한다. 그래야 두피세포 재생과 신진대사를 촉진해 머리카락도 튼튼하게 잘 자라게 할 수 있다. 또한 가을에는 여름내 고온다습한 환경에서 늘어져 있던 모공과 두피혈관이 갑자기 수축하면서 모낭이 위축된다. 일조량도 줄어들고 쌀쌀해지면서 머리카락의 성장에 필요한 세로토닌과 성장호르몬이 감소되므로 충분한 수면을 취하는 것과 충분한 수분을 공급하는 것이 중요하다. 보습이 잘 안 될 경우 각질이 생기면서 탈모가 눈에 띄게 증가할 것이다. 특히 가을철 탈모는 특정 부위의 탈모가 아니라 전체적으로 숱이 줄어드는 미만성 탈모가 대부분이다.

머리를 감은 후 원활한 혈류의 증가를 위한 두피 마사지

혈류를 증가시키는 귤이나 오렌지 껍질을 달인 차에, 수렴작용과 혈관 확장 기능이 있는 허브오일 다섯 방울을 첨가해 따뜻한 상태로 두피 마사지를 하면 좋다.

- 준비물 : 말린 귤 껍질 50g, 라벤더 오일, 페퍼민트 오일, 캐모마일 오일

- 만드는 방법 : 끓는 물 200ml에 말린 귤 껍질 50g을 넣고 20분간 우려낸다. → 귤 껍질을 건져 내고 우려낸 귤차가 50℃ 정도로 식었을 때 라벤더 오일과 페퍼민트 오일, 케모마일 오일을 각각 5방울씩 넣고 1분간 저어 준다. → 머리를 감고 물기를 제거한 후 두피가 약간 촉촉한 상태에서 약 20ml 정도를 덜어 두피에 바르고 마사지한다. → 마사지한 후 아주 성긴 빗으로 머리카락을 빗어 주며 정돈한다. 따로 헹굴 필요 없이 자연건조 후 그대로 자면 된다. 남은 액은 냉장보관하여 사용할 수 있다.

믿는 것을 보는가
보이는 것을 믿는가?

　주말연속극 〈넝쿨째 굴러온 당신〉에 출연한 배우 김상호는 대표적인 '대머리 연기자'로 잘 알려져 있다. 그는 이 드라마에서 배우 유준상의 작은 아버지 역이며, 중년의 부동산 중개업자로 나온다. 유준상은 30대 중반의 능력 있는 외과의사이자 다정한 신세대 남편 역할이다. 언뜻 보아도 그만한 촌수가 어울릴 만큼 두 사람은 나이 차이가 꽤 있어 보인다. 그러나 이 두 배우의 화면 밖 실제 나이는 충격적이다. 조카로 나오는 유준상은 1969년생으로 마흔셋이고, 김상호는 1970년생으로 유준상보다 오히려 한 살 아래다. 김상호는 대머리이기는 하지만, 피부나 얼굴을 살펴보면 충분히 젊은 역할도 할 수 있을 정도로 탄력이 있다. 그런데도 대머리이기 때문에 그는 늘 중년이거나 중년을 눈앞에 둔 연륜 있는 배역만 전문으로 맡는 배우가 되었다.

　외모가 주는 선입견은 이렇듯 대단하다. 영화나 드라마에서도 예외는 없다. 머리가 벗겨지거나 뚱뚱하거나 키가 작거나 다른 피부색인 배우의 경우 부정적인 캐릭터를 맡는 경우가 많다. 범죄자가 주연급일 때는 키도 크고 훤칠한, 물론 머리숱도 많아 멋지게 스타일링한 미남 배우지만, 비중이 적은 조연급 역할일 때는 열에 아홉은 키도 작고 머리도 벗겨지고 배까지 나온 배우이다. 이것이 외모의 영향력이다.

《성공의 법칙》을 쓴 미국의 저명한 작가 나폴레온 힐은, "이 양복이 나에게 돈을 벌어다 준다"며, 양복을 50벌도 넘게 갖춰 놓고 입었다고 한다. 생텍쥐페리의 《어린왕자》에도 비슷한 내용이 나온다. 천문학자는 국제천문학회에 상당히 믿을 만한 근거를 들어 소행성 B-612호에 대한 관측사실을 발표한다. 그러나 그의 세련되지 못한 전통 터키식 옷차림을 보고 아무도 그의 발표를 믿어 주지 않는다. 그로부터 몇 년이 지난 후 천문학자가 다시 말쑥하게 양복을 차려입고 같은 발표를 하자, 이번에는 모두 그의 말을 인정하고 발표문은 채택된다. 또 미국의 유명한 성공학 강사 스티븐 챈들러도 강연을 갈 때마다 페라리를 타고 다니는 것으로 잘 알려져 있다. 페라리를 타고 다니는 이유를 그는 다음과 같이 설명한 적이 있다. "사람들은 나에게 성공학 강의를 들으면서 그들의 미래를 상상할 것이다. 사람들은 나의 차를 보고 나를 평가한다. 분명 그들의 시각에는 문제가 있지만 페라리를 타면 내게 유리한 것은 확실하다."

사람의 첫인상은 3초 만에 결정된다고 한다. 《설득의 심리학》 저자인 로버트 치알디니(Robert Cialdini)가 한 가지 실험을 했다. 중대한 범죄를 저지른 재소자들을 성형수술을 시킨 것이다. 그렇게 했더니 재수감율이 낮아지는 결과가 나왔다. 더 흥미로운 사실은 잘생긴 사람일 때는 법원에서도 형량이 낮아졌다. 저렇게 잘생긴 사람이 어떻게 범죄를 저지를 수 있을까 하는 시각적 편견이 낳은 결과는 아닐까.

오죽하면 오디션 프로그램에서조차 정작 중요한 노래 실력보다 외모에 대한 편견이 작용할 수 있다고 해서 '블라인드 심사'를 하겠는가. 블라인드 심사란 심사위원이 뒤돌아 앉아서 귀로 노래만 듣고 냉정하게 실력만을 평가하는 방식의 오디션이다. 그러나 그마저도 예선만 블라인드 심사일 뿐, 본선에 올라서는 결국 외모와 노래, 퍼포먼스를 종합적으로 평가해 승자를 선발한다. 사람들은 믿는 것을 보는 것이 아니라 보이는 것을 믿는다.

우울증은 마음먹기에 달렸다?

탈모치료를 하면서 우울증 치료도 함께 권하게 되는 경우가 종종 있다. 탈모 당사자의 우울증만 문제가 되는 게 아니라, 심지어 그런 자녀를 곁에서 지켜볼 수밖에 없는 부모도 우울증을 겪을 수 있다. 그러나 사람들은 흔히 우울증을 마음먹기 나름이라며 가볍게 생각하여 환자에게 오히려 면박을 주기도 한다. 이것은 우울증에 관해 전혀 모르기 때문에 나오는 무지의 소치이다. 마치 물에 빠진 사람한테 수영을 못하냐며 힘껏 손발을 저어 보라고 외치는 격이다. 물에 빠진 사람한테는 지금 당장 도움이 필요하다. 지금 당장 그 사람을 살려 줄 밧줄과 널빤지를 던져 줘야 한다. 우울증 환자에게 의지가 약하고 살기 편하기 때문이라며 질책하고, 어떻게든 스스로 빠져나오라고 윽박지른다면 물에 빠진 사람을 그대로 방치하는 것과 같다. 그건 무지할 뿐만 아니라 잔인하기까지 한 일이다.

우울증만큼은 스스로가 아니라 주위 사람들이 도와주어야 치료가 가능하다. 우울증은 우리가 생각하는 것처럼 마음먹기의 문제가 아니라 이

미 뇌에 기질적인 문제가 생긴 것이다. 우리가 어떠한 감정을 느낄 때 수천억 개의 뇌세포가 신경시냅스를 이루어야 하는데, 이때 필요한 것이 신경전달물질이다. 신경전달물질이란 릴레이 경기에서 바통과 같은 역할을 한다.

우리나라의 우울증 환자 수가 270만 명을 넘어섰고 한 해에 우울증으로 인해 11만 명이 자살을 시도한다. 우울증을 생존경쟁과 그로 인한 스트레스 때문이라고만 생각한다면 현상의 본질은 무시하고 겉만 보는 격이다. 이런 이유보다는 기질적인 차원에서 원인을 찾아야 한다. 즉 스트레스에 대한 방어력이 약한 것이 직접적인 원인이다. 그러니 스트레스 방어력을 높인다면 우울증은 충분히 예방과 치료가 가능하다.

이것을 동시에 극복할 수 있는 해답은 우리 뇌에 있다. 우울하다는 것은 뇌의 반응으로 일반적으로 세로토닌 부족으로 온다. 세로토닌은 뇌의 신경전달물질의 하나로, 조화, 안정, 창조에 관여하는 물질인데 세로토닌이 부족하면 불안과 걱정, 스트레스 등이 원활하게 조절이 되지 않는다. 우울증 초기에는 불안과 분노에 휩싸이다 점차 안정과 행복을 잃고 깊은 우울에 빠진다. 주변 사람이 일단 우울증이라고 생각되면 한시라도 빨리 치료받기를 권해야 한다.

가발이
마지막 희망이다?

가발은 일반적으로 같은 스타일로 두 개 정도 여유 있게 맞추는 것이 좋다. 가발도 인체와 같이 가끔은 쉬어야 하기 때문에 초기 비용을 아끼려고 한 개만 맞춰서 매일매일 사용할 경우 가발수명이 오히려 단축된다. 같은 스타일의 가발을 번갈아 사용하는 것이 그 모양이나 수명을 더 오래 유지할 수 있어 이득이다.

가발을 맞출 때의 과정을 살펴보자. 우선 여러 겹의 랩으로 머리를 감싼다. 그다음 그 위에 스카치테이프를 최대의 압력으로 감는다. 이것은 가발의 본을 뜨는 기초 작업이다. 두상의 본을 뜨고 네임 펜이나 매직으로 헤어라인을 디자인하여 오려 내면 50%의 작업이 끝난다. 이때 가발의 운명이 90% 결정된다. 초보자들은 가발 제조과정 중 머리카락을 심는 것이 가장 중요하다고 생각하기 쉬운데 사실은 정반대다. 가발점에 들어가서 처음으로 만나게 되는 얼핏 보기에는 단순 보조처럼 보이는 그 직원이 가발의 생명을 쥐고 있다. 랩과 스카치테이프, 유성 사인펜을 들고 있는 그들이 가발베이스를 만드는 사람이고, 그들이 가장 최고의 기술을 가지고 있어야 한다. 가발베이스 만드는 일을 맡고 있는 직원 중에서도 실력 있는 직원을 잘 골라야 하고 그 직원에게 잘 대해 줘야 자연스러운 헤어라인이 나오는 건 당연한 말씀. 그 모양으로 가발망을 만들어 하청업체에 넘겨 주면 머리카락을 무작위로 엮어 놓은 상태로 다시 가발점으로 돌아온다. 그 후에 얼기설기 심어진 가발을 쓰고 디자이너와 의논하면서 손보면 드디어 가발이 완성된다. 이것이 가발 생산의 기본 원리이다.

아무리 첨단기술로 만들거나 가발베이스가 통풍이 잘 되는 아주 얇은 망이라 할지라도, 가발 생산의 기본 원리는 같다. 또 아무리 얇은 망을 쓴다고 해도 그 위에 촘촘하게 머리카락을 채우게 되면 바람이 원활히 통할 수 없다. 그것은 가발의 숙명이다. 가려울 때는 얼마든지 긁을 수 있다고 가발업체는 광고하고 있지만 서너 장의 랩을 덮어 놓고 긁는 기분은 어쩔 수 없다. 손톱의 감촉이 무뎌져서 도리어 더 가려운 느낌이 들 정도다. 가발업체들은 가발을 쓴 채로 수영을 해도 무방하며 사우나 후 가발을 쓴 채 머리를 감아도 전혀 티 나지 않는다고 주장한다. 하지만 그들의 말대로 가발을 쓰고 수영을 한다면, 가발로 인해 수영장의 강한 소독약과 유해물질이 머리에서 원활히 빠져나가지 못하여, 두피의 상태는 더욱더 악화되고 탈모는 가속화될 것이며 가발의 수명 또한 분명히 줄어들 것이다. 가발을 쓴 채 샴푸하고 그 후 머리를 말리면 어떻게 될까? 샴푸의 성분 등이 두피에 그대로 남아 있을 가능성이 높다. 이는 두피에 자극을 주어 염증으로 이어지고, 그나마 남아 있는 머리마저 더 황량하게 만드는 결과를 초래할 수 있다. 특히 부착가발의 경우 한 달 내내 쓰고 자도 괜찮다고 권장하는 경우도 있지만 나의 상식으로는 정말 이해가 되지 않는다. 클립식 가발도 마찬가지다.

천 명이 넘는 부착가발 착용자들의 두피상태를 검사해 본 결과, 80% 이상의 환자에게 단일 모낭염 또는 접촉성 피부염, 소양증, 견인성 탈모 등을 관찰할 수 있었다. 그 중 75% 이상의 환자에게서 곰팡이 감염, 세균 번식 및 지루성 두피염도 관찰되었다. 자석식인 경우에는 훨씬 두피손상이 덜 하였지만 가발을 붙여 놓은 자석 아래의 모발이 견인되어 빠질 위험성이 매우 커 보였다.

그럼에도 불구하고 가발이야말로 탈모인들이 선택할 수 있는 분명히 좋은 방법 중의 하나라고 생각한다. 그렇다면 어떤 가발을 선택해야 할까? 나는 부착가발보다는 아주 약간 티가 나더라도 클립식의 똑딱이 가발을 강력추천하고 싶다. 물론 내가 갖고 있는 가발도 18개 중 17개가 클립식이었다. 클립식은 쓰고 난 후 한 시간 정도 지나면 가르마 부위와 이마라인의 가발베이스가 들뜨는 경우가 많아 조금 티가 날 수 있다. 그러나 한 시간 단위로 클립을 조금씩 조정해 주고 빗어 주면 무엇보다도 편리한 것이 클립식 가발이다. 최근 다양한 형태와 기능의 클립이 개발되어 밀착도에서 부착가발과 큰 차이가 없는 것이 또 하나의 장점이다. 무엇보다도 두피건강과 향후 치료의 여지를 고려할 때 클립식 가발을 권하고 싶다. 15년 동안 다양한 가발을 경험하고 수많은 가발 착용자들의 의

견을 종합해 볼 때, 부착형이든 클립형이든 자석형이든 가르마 부위와 앞머리, 이마라인의 부자연스러움은 완벽히 해결될 수가 없다. 완벽함을 가질 수 없다면 나는 두피 건강이라도 챙기길 권하고 싶고, 그렇기 때문에 클립식 가발을 추천하는 것이다.

　부착식 가발의 문제점을 다시 한 번 짚어 보자. 헤어라인을 면도기로 밀어 정리를 해야 부착식 가발의 양면테이프가 잘 붙는다. 그러나 여기에 중요한 두 가지 문제가 있다. 첫째, 양쪽 M자부터 정면까지 부착식 가발로 들뜨지 않게 완전 밀착하였으므로 이 부분의 통풍이 전혀 되지 않고 가려울 때 긁을 수 있는 방법이 거의 없다. 이렇게 밀착시켰으니 두피도 모낭도 숨을 쉴 수 없고, 그나마 남은 머리털마저 포기해야 한다. 이런 인위적 탈모의 경우 추후 어떤 약을 써도 치료 효과를 기대하기 어렵고, 모발이식을 할 경우에도 생착률을 보장하기 힘들다. 둘째, 아무리 말끔히 빡빡 밀고 붙여 놓아도 이삼 일이면 머리카락이 삐죽삐죽 성기게 올라온다. 최소 일주일에 한 번은 이마 면도를 해야 하는데 수염과는 달리 모낭은 매우 민감하고 약해서 아무리 작은 자극이라도 감염되기 쉽고, 특히 부착 부위의 두피에 단위 모낭염이나 상구균 감염이 생길 수 있다. 그러므로 **향후 탈모치료의 여지를 남겨 두었다면 부착식 가발보다는 클립식 가발을 추천하고 싶다.**

　가발을 쓰는 방법에는 두 가지가 있으니 참조하기 바란다. 첫째로 바람 불지 않는 날이나 기온이 적당한 날에는 가발을 세척한 후 반대 방향으로 털어 물기를 제거한다. 이때 반드시 가발의 뒷머리 쪽을 잡고 물기를 털어야 볼륨이 살아난다. 그 후 바로 머리를 감고 타올로 자연건조시키면 가발의 건조타이밍과 실제 모발의 건조타이밍이 일치한다. 약간 촉촉할 때에 가발의 헤어라인을 본인의 헤어라인보다 약 2cm 정도 올린 후 같이 빗으며 드라이한다. 이 방법으로 가장 자연스러운 머리 모양을 얻을 수 있다. 하지만 날씨가 좋아야 하며 한두 시간마다 앞에서 뒤로 살살 빗어 줘야 모발간의 위화감을 없앨 수 있다. 빗을 숨겨 갖고 다녀야 하는 불편이 있고, 무엇보다 날씨가 좋지 않거나 바람이 부는 날에는 적용하기 어렵다. 그런 날씨에는 소프트타입의 무스를 이용하면 좋다.

가발 쓰는 사람에게 날씨가 나쁘다는 것은 무덥거나 바람이 부는 날을 의미한다. 바람이 불면 뒤집어질 수 있고 날씨가 더우면 착용 후 얼마 지나지 않아 머리가 떡이 될 수가 있다. 초보자는 이것을 염려하여 가발을 쓴 후 스프레이를 많이 사용하는데 이 경우는 가발이 한번 잘못 돌아가거나 모양이 흐트러질 경우 재조정할 수 없으므로 위험천만이다.

가발을 세팅한 후 물에 적신 빗에 소프트타입의 무스를 살짝 묻혀서 뒷머리나 옆머리부터 고정시키고, 가장 중요한 앞머리나 이마라인, 가르마라인은 빗에 남아 있는 여분의 무스로 조심스럽게 머리 끝만 살살 세팅해 준다.

제5장

방 원장의
56일 발모 클리닉

바보들아 맘껏 먹어라. 무덤이 너희를 향해 입을 세 배로 크게 벌릴 것이다.

−윌리엄 셰익스피어(William Shakespeare)

절식·채식
식이요법

우리가 먹은 음식이 곧 머리카락

인간의 세포는 무려 70조 개나 된다. 70조라는 수는 지구인의 100배나 되는 수이고, 우리 몸이 그렇게나 많은 세포로 이루어져 있다는 뜻이다. 지금 현재 우리의 세포는 수개월 전에서부터 며칠 전까지 우리가 먹은 음식으로부터 영양을 공급받아 만들어진 것이다. 우리가 먹은 음식은 우리의 신체는 물론이고 정신(사고방식과 감정)까지, 또 우리가 관심 있는 모발까지 모두 관여한다.

탈모는 이제 남자들의 전유물이 아니다. 지난 10년 동안 탈모를 겪고 있는 여성 환자가 2.5배 이상 급격히 증가해 왔다. 탈모가 남자에게만 생긴다고 생각하여 자신의 탈모가 남성형(여성 탈모증의 70%가 과다한 남성호르몬 대사 때문에 생기는 남성형 탈모증이다)이나 유전성인 줄 모르고 방치하다 탈모가 상당 부분 진행돼서야 찾아오는 경우가 많다. 유전이란 모계와 부계를 반반씩 닮는 경우가 많으니 여성이라고 해도 방심해서는 안 된다.

하지만 이런 유전성 탈모라도 트리플엔자임 콤플렉스 요법과 발모 식이 요법을 병행하여, 즉 트리플 효소 요법으로 빠르게 대응하면 완치에 가깝게 회복될 수 있다.

나는 그동안 10만 명이 넘는 환자를 만나면서 사람들이 탈모에 대한 수많은 오해와 착각 속에서 살고 있다는 것을 절감할 때가 많았다. 우리는 나이가 들면서 얼굴에 주름이 생기고 피부가 노화되는 것은 그런 대로 수용하는 편인데 반해, 보이지 않는 노화는 잘 받아들이려 하지 않는다. 예를 들어 위장병 환자가 왜 위염에 자주 걸리고 낫지 않느냐는 질문을 했을 때, "내시경 검사를 해 보니 위염이 있으며 위점막이 장상피화가 되어 있고 위유문부에 궤양 초기 소견도 있어서 위암의 가능성도 있습니다"라고 대답하면 열에 아홉은 나를 명의라고 생각한다. 그러나 "위장이 나이가 들어서 위암의 위험이 있습니다"라고 진실을 단순하게 말해 주면 "아니, 내가 지금도 쌀 한 가마니를 번쩍번쩍 드는데 내가 무슨 나이가 들었다고 그래?"라며 나를 돌팔이 취급한다.

이것은 기본적인 몸의 원리를 몰라서 하는 말이다. 모든 인체기관은 쓰면 쓸수록 노화된다. 인체의 모든 기관은 음식을 소화, 대사, 분해시키는 과정에서 효소를 고갈시키므로 서서히 그리고 꾸준히 노화된다. 과식하면 늙고 소식하면 젊어진다. 이것은 만고불변의 건강 법칙이다. 머리카락도 이 법칙에 예외일 수 없다. 발모를 위해서는 인체 내에 저장되어 있는 효소를 절약하고 보충해야 하는데 가장 좋은 방법은 내가 다년간 개발해 온 트리플 효소 요법이다.

174

다음으로 보통 두피가 가렵다고 찾아오는 환자들을 보면 표피보다는 진피에 문제가 있는 경우가 많다. 두피라고 하면 표피, 즉 머리 껍질을 생각하는데 가려움증을 유발하는 부위는 그보다 더 깊은 층으로, 모낭이 형성되는 곳인 진피층의 모낭이나 피지선에 염증이 생긴 것이다. 이 경우에는 우선적으로 달고 짜고 기름진 음식을 피해야 한다.

대부분의 가려움증은 지루성 두피염, 모낭염 혹은 모낭충으로 인한 경우가 많다. 모낭충을 억제하기 위해서는 모낭충의 영양 공급원인 육류나 유제품, 인스턴트식품, 달고 짜고 기름진 음식을 피해야 한다. 트리플엔자임 콤플렉스 효소액을 두피에 사용하고 현미, 채소, 과일, 견과류를 많이 먹어 주면 콜레스테롤과 중성지방을 분해하여 모낭충으로의 영양 공급을 차단할 수 있다. 항간에는 오메가3가 많이 함유된 들기름이나 참기름이 혈관 건강에 좋다고 하는데, 기름은 산화 혹은 변질되기 쉬우므로 들깨나 참깨 상태로 섭취하는 것이 좋다.

채식과 소식으로 식습관 개선이 필수

종종 이런 질문을 받는다. “머리카락이 빠지는 것은, 어떤 영양분이 부족해서입니까?”, “머리에 좋은 식품이 뭐예요?”, “뭘 보충해서 먹는 게 좋아요?”, “머리카락이 나려면 뭘 어떻게 해야 되는 거예요?”

이 질문에 공통된 답은 다음과 같다. 일단 먹는 것을 멈춰라.

어렸을 때 북한에서 기아를 견디지 못하고 탈출한 김만철 일가를 본 적이 있다. 남한으로 함께 넘어 온 이 대가족 중에 대머리는 한 명도 없었다. 오랫동안 굶어서 눈은 퀭하니 들어가 있고 광대뼈는 몹시 튀어 나온 얼굴이었지만 머리만은 덥수룩하게 그 풍성함을 유지하고 있었다. 반면 기름지고 값비싼 음식을 많이 먹는 사람일수록 아이러니하게도 탈모 비율이 높다. 이는 영양부족으로 머리카락이 빠지는 게 아니라 영양과잉으로 빠지기 때문이다.

적게 먹으면 힘이 없다고? 동물의 왕국을 보라. 사자나 호랑이 같은 맹수들은 하루에 세 끼를 다 먹지 않는다. 토끼 한 마리 잡기 위해 호랑이는

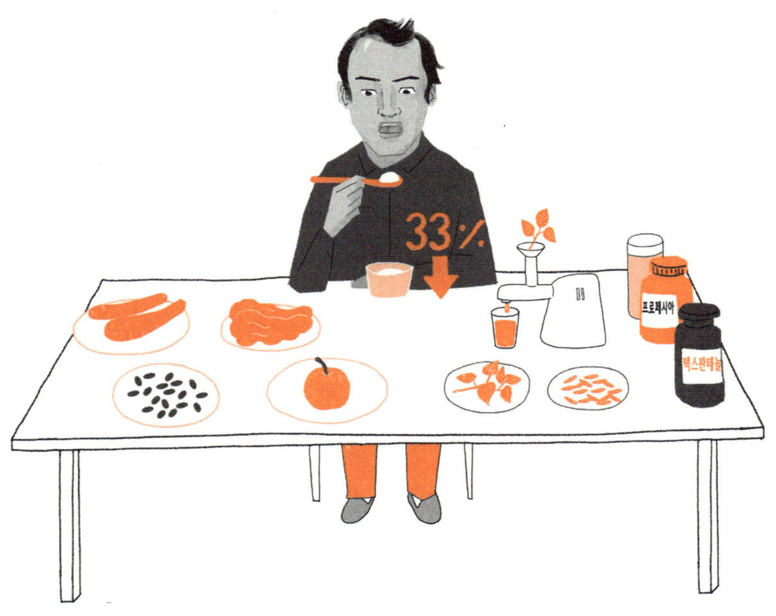

하루에 수십 킬로를 뛰고 또 뛴다. 그렇게 잡은 토끼를 먹은 후엔 다른 먹이는 일체 먹지 않는다. 이 호랑이가 기운이 없어 보이는가?

영양과잉 시대에 살고 있으면서도 우리는 계속해서 뭔가를 입에 채워 넣어야 한다는 강박감에 시달리고 있다. 유럽연합 EU 통계연감에 따르면, 유럽연합 27개 회원국을 대상으로 실시한 비만도 조사에서 독일인 중 60%가 과체중·비만으로 나타나 영국에 이어 가장 뚱뚱한 유럽인 2위를 차지했다. 또 독일 청소년 2명 중 1명은 과체중이며, 과체중 인구는 연간 40만 명씩 증가하고 있는 추세이다. 이 보고서는 비만 성인의 연간보건비가 정상 체중을 가진 사람의 보건비용보다 37% 더 많이 든다고 밝히고 있다. 비만은 나라의 예산을 깎아먹고 자신의 건강도 깎아먹는 '공공의 적'인 셈이다.

소식이라 함은 식사량의 30~40%를 줄이는 것이다. 그러면 우리 몸에서 비상사태를 선포할 테지만 이 비상사태는 유익한 비상사태다. 이를 테면 '세이빙 모드(saving mode)' 같은 것이다. 이 상태에서는 우리 몸을 경제적으로 운영하기 때문에 늙거나 병든 세포는 유지하지 못해서 자가세포 사멸작용(apoptpsis)이 일어난다. 이때 'P53'이라는 '자멸 유전자'가 활성화되는데, 노화된 세포나 기능이 떨어진 세포, 암세포가 스스로 사멸되도록 유도하는 역할을 담당하는 유전자로, 그래서 항암 유전자라고도 한다. 소식을 하면 스스로 개체 보존을 위해서 P53 같은 자멸 유전자가 활성화되고 병든 세포를 탈락시켜 건강한 세포만 살아남게 만드는 것이다. 머리카락 세포도 마찬가지이다.

탈모가 시작되면 사람들은 일단 '뭐가 부족한 거지?' 하고 결핍된 것부터 찾으려 한다. 그러나 잘 먹지 못하고 사는 사람들의 풍성한 머리를 생각하면 답이 나온다. 우리가 음식물을 먹게 되면 필연적으로 배설물이 생기듯이 체내에서도 활성산소와 과산화지질 등 다른 2차 대사물이 생성된다. 그것들 자체가 이미 독소이다. 그 독소가 두피와 모낭을 공격해서 머리카락이 빠지게 되는 것이다.

이에 머리카락이 나기 위해서는 우리 몸에 뭔가를 더 집어넣으려 하지 말고, 덜 넣으려고 노력해야 한다. 우리가 경제적으로 넉넉하면 쓸데없는 물건도 더 쉽게 사고 집안에 불필요한 물건들이 쌓이듯이, 과식을 하게 되면 병든 세포, 죽을 세포, 암세포까지 다 먹여 키우게 된다. 작년 한 해만 우리나라에서 3명 중 1명이 암으로 사망했다는 기사가 나온 적이 있다. 왜 과식으로 암세포까지 먹여 살리고 키워야 하는가.

적게 먹고 마른 사람이 장수한다는 사실은 이미 의학적으로도 입증된 바 있다. 또 Q채널에서 장수 인구 분포도를 조사한 자료에 의하면 세계에서 100세 이상의 노인 인구 3천 명을 조사했더니, 평균 체중은 43.5킬로그램이고 키는 156센티미터였다.

탈모를 유발하는 식품첨가물

식품에 첨가하는 인공 화학첨가물은 인체의 생화학적 밸런스를 무너뜨려 면역력을 떨어뜨리고 탈모를 유발한다. 식품첨가물이 왜? 어떤 메커니즘으로 탈모를 유발할까? 첫째로 식품첨가물 중 대표적인 L-클루타민산나트륨과 소르비톨, 향미증진제 등은 미각에 가장 예민하게 우선적으로 반응한다. 그래서 다량의 염분과 당분이 함께 첨가되어도 미각이 감지하기 어려워서 더욱 많이 첨가하는 경향이 있다. 이러한 식품첨가물들이 다량 혈중으로 들어오면 인체는 비상사태를 선포하여 인슐린과 글루코코르티코이드(부신피질 스테로이드) 분비를 급격히 변화시키기 때문에 호르몬 밸런스가 무너진다. 이 호르몬이 혈류가 모낭으로 가는 것을 방해하고 신진대사를 저해하기 때문에 탈모를 유발할 수 있다.

식약청에서 사용하도록 허가한 가공식품인데도 불구하고 인체에 해로운 이유는 무엇일까? 여러 가지 각종 첨가물을 지속적으로 섭취하기 때문이다. 매일 소량을 섭취하더라도 첨가물은 '복리 이자'처럼 인체에 차곡차곡 축적되어 결국 만성질환과 탈모라는 무서운 결과를 초래하게 된다. 이런 첨가물은 설탕보다 더 중독성이 강하며 뇌의 포만중추를 무디게 만들어 질리지 않고 계속 먹고 싶은 충동을 일으킨다. 설탕물 1리터는 못 먹어도 콜라 1리터는 먹는 이유가 바로 이것이다. 식품첨가물은 인체를 불균형한 영양 상태로 만들기 쉬워서, 비만이나 당뇨뿐 아니라 과량 섭취 시에는 면역시스템을 저하시키고 두피혈행까지 감소시킨다는 사실을 기억하자.

우리는 평균 하루에 80여 종의 식품첨가물을 먹고 있는데, 이는 하루 11그램 정도, 1년에는 무려 4킬로그램의 화공약품을 몸에 넣는 셈이다.

이런 식이라면 15년 정도면 보통 성인 남자의 몸무게에 해당하는 화공 약품을 섭취하게 된다.

그러므로 식품 포장지에 표기되어 있는 첨가물들이 하루 허용치 이상은 들어 있지 않다는 말에 기만당해서는 안 된다. 우리가 하루만 사는 하루살이는 아니지 않은가. 당신이 식품업자라면 독성물질이 하루 허용치 이상 들어 있지 않다고 해서 그것을 소중한 자녀에게 일 년 내내 먹일 수 있을까? 몸에 좋지 않은, 이러한 독성물질에 대하여 안전섭취량을 정한다는 것 자체가 우리 사회가 얼마나 먹을거리에 대해 상업적으로 타협하고 있느냐를 극명하게 보여 주고 있는 것이다.

이토록 인체에 해가 되는 식품첨가물은 누구를 위하여, 왜 만드는 것일까? 식품첨가물의 사용 목적은 음식에 맛을 더하거나 방부 작용을 하여 음식이 부패하는 것을 막기 위함이다. 이는 곧 소비자가 반품하지 않도록 하기 위한 것이다. 철저히 식품 제조업체의 편의를 위한 것이라 할 수 있다.

그렇다면 대책은? 첫째로, 곡식과 채식 위주의 식사가 무엇보다 중요하다. 그 중에서도 백미나 잡곡보다는 현미식이 좋고, 과일보다는 채소가 더 좋다. 과일도 미네랄이나 비타민 등의 함량이 많아서 함께 먹으면 좋지만, 모두 챙겨 먹기 어려운 상황이라면 과일보다는 채소를 권하고 싶다. 일반적으로 과일보다는 채소가 코엔자임의 함량이 월등하고 섬유질도 풍부하며 열당도 낮아 상대적으로 우위에 있는 부분이 있다. 이는 상대적으로 이해해야 할 부분이다.

둘째로, 화학조미료나 양조 간장, 여러 가지 소스나 토마토케첩 등의 섭취를 줄여야 한다. 여기에는 다량의 L-글루타민산나트륨과 산도조절제, 소르비톨, 향미증진제, 합성착향료, 합성 색소 및 상당량의 방부제와 나트륨이 포함되어 있다.

셋째로, 한국인들이 좋아하는 라면이나 인스턴트 면류의 섭취를 대폭 줄여야 한다. 라면 스프 하나만 해도 하루 충분섭취량에 근접하는 나트륨이 들어 있으며, 각종 첨가물이 무차별적으로 들어 있다.

넷째로, 어묵, 소시지 등 냉동식품 또는 유탕 처리된 제품을 피해야 한다. 이런 식품에는 산도조절제, 향미증진제, L-글루타민산나트륨이 다량 포함되어 있고 특히 냉동균을 예방하기 위하여 각종 방부제와 살균제를 첨가할 뿐 아니라 방사선 처리까지 하는 경우도 있다. 햄버거나 피자도 마찬가지로 줄여야 한다.

다섯째로, 어린아이들이 즐겨 먹는 봉지에 든 과자와 빵도 좋지 않다. 비만과 동맥경화를 유발하는 트랜스지방뿐 아니라, 수많은 첨가물과 색소, 향미증진제가 포함되어 있다.

방사능보다 무서운 것

일본의 지진으로 방사능에 대한 걱정과 관심이 그 어느 때보다 높다. 이에 이러한 환경들이 탈모를 유발할지도 모른다고 우려하는 환자들도 있다. 그렇다면 이런 방사능보다 무서운 것은 무엇일까? 다름 아닌 중금속이다. 수은이나 납, 카드뮴, 알루미늄 등의 중금속이

기준치를 넘으면, 두피의 모낭세포에 직접적으로 영향을 미친다. 중금속은 그 자체가 독성을 가지고 있는 세포여서 미토콘드리아나 DNA에 손상을 입히기 때문이다.

최근 서울지역 155명의 초등학생을 대상으로 중금속에 노출된 정도를 측정하였다. 알루미늄 수치는 조사대상 중 무려 72.2%의 학생이 기준치를 초과하였고, 수은과 납도 기준치보다 훨씬 웃돌았다. 처음에는 서울지역의 대기오염이 그 원인으로 지목되었다. 그러나 대기오염이 훨씬 덜한 농촌지역을 대상으로 측정했을 때, 오히려 서울지역 학생보다 더 높은 수치가 나왔다. 이는 중금속 중독의 주된 원인이 대기오염이 아니라는 의미였고, 답은 우리가 매일 섭취하는 음식에 있었다. 이제는 농촌지역도 서구화된 식생활로 인해 각종 육류나 인스턴트식품들이 보편화되었기 때문에, 서울지역 중금속 오염도와 다를 바가 없었던 것이다. 이에 현미와 채식을 주로 하는 서울지역 삼육고등학교 학생을 대상으로 다시 중금속 오염도를 측정하였다. 그러자 훨씬 낮은 수치를 얻어 낼 수 있었다. 농촌지역 초등학생들 중 알루미늄의 수치가 높게 나온 학생 비율이 전체 75.8%였던 것에 비해, 삼육고등학교 학생들은 8%의 학생만이 초과수치를 보였다. 그리고 농촌지역 초등학생 중 수은 수치가 기준치보다 높은 학생은 22.6%였고 삼육고등학교 학생은 2%이 불과하였다.

이 결과는 현미와 채소에 중금속이 덜 포함되어 있다는 점을 말해 줄 뿐만 아니라, 현미와 채소에 들어 있는 피트산(phytic acid)이라는 성분과 풍부한 섬유질이 중금속을 배출해 내는 능력이 뛰어나다는 점도 함께 시사하고 있다. 특히 피트산은 현미에 다량 포함되어 있는 특이 물질로 체내의 중금속을 배출할 뿐만 아니라 간에 콜레스테롤 농축과 지방산 합성을 줄여 주고 간의 말산(malic) 효소의 활성도를 감소시키며, 암세포의 분화와 세포 증식을 줄여 주는 역할도 한다.

음식 중 중금속을 배출시키고 비교적 노폐물이 생기지 않으면서도 3대 영양소인 탄수화물과 지방, 단백질이 골고루 균형 있게 포함된 완전식품은 바로 현미다. 현미는 지구상에서 발견된 먹을 것 중 가장 영양 균형이 잘 잡혀 있다. 그래서 항DHT 성분인 징크와 코퍼가 많이 들어 있는 조와 수수를 현미에 섞어서 한입에 150번 이상 천천히 씹어 먹으면 탈모를 예방하는 데 큰 도움이 된다. 녹차와 수수도 항DHT 효과가 있는 식품이다. 현미와 조밥을 먹고 난 후 녹차 한 잔을 꾸준히 마시면 풍성한 머리를 유지할 수 있다.

스님들의 피부가 팽팽한 이유

곡식과 채소, 약초, 견과류를 주로 먹고 사는 스님들의 피부가 팽팽한 이유는 효소를 지속적으로 공급하여 앞으로 쓸 효소가 몸속에 많이 비축돼 있기 때문이다. 탈모방지와 발모촉진뿐 아니라 고운 피부까지, 이 세 마리 토끼를 원한다면 답은 어성초, 자소엽, 녹차잎 같은 효소 식품과 현미, 과일, 채소, 견과류에 있다.

어떤 음식이 우리 몸에 좋은지 좋지 않은지를 구분하는 방법은 다음과 같다. 인류는 250만 년을 살아왔다. 하지만 인스턴트식품이 만들어진 건 고작 50년 전이다. 250만 년이나 살아온 인간의 몸이 50년 사이에 갑자기 바뀌지는 않는다. 인류는 아주 오랫동안 자연식품만을 먹으며 살아왔고 그것이 수백만 년간 바뀌지 않았는데, 인간의 식생활 환경이 단지 수십 년 사이에 급격히 바뀌어 버린 것이다. 우리 몸의 입장으로 보면 갑자기 다량의 화학물질이, 그것도 좋지 않은 화학물질이 몸 안에 들어온 셈이다. 그러니 우리 몸의 세포가 적응이 안 되고 시달릴 수밖에 없다. 전에는 없던 탈모증, 뿐만 아니라 암, 고혈압, 당뇨병 등의 대사성 질환이 많아지는 건 당연하다. **가공식품을 섭취함으로 인해 인체 내에서 일어나는 반응은 혈액형이 맞지 않는 피를 수혈하여 생긴 거부반응처럼 심각한 것이다.**

한마디로 말해서 몸에 좋은, 특히 두피에 좋은 음식은 '자연에 존재하는 음식'이다. 이왕이면 있는 그대로 먹는 것이 좋다. 가공이 많이 된 음식일수록 인체에 해가 된다. 그것을 구분하는 것이 좋은 선택 기준이 될 것이다. 문명화된 사회에 살지만, 음식은 가능하면 원시 상태 그대로 먹는 게 좋으며, 아무거나 골고루 잘 먹었다고 발모되는 것이 아니다. 너무 골고루 잘 먹으면 반대로 탈모로 이어질 수 있다. 그것이 바로 서양인에게 탈모증이 더 많은 이유다.

엄밀히 말하면 한식도 자연식이 아니라 가공된 음식이라고 할 수 있다. 우리나라 전통 음식은 일반적으로 졸이고, 볶고, 기름에 튀기거나 소금에 절인 음식이 많다. 열과 기름으로 가공하는 과정에서 식재료는 본래의 성질과는 다른 이성질체로 변한다. 이성질체란, 닮았지만 성질은 완전 다른 구조를 말한다. 우리가 매일 먹는 쌀밥이나 잡곡밥도 껍질과 씨눈이 제거되었으므로 엄밀한 의미에서는 가공식품이다. 곡식의 영양소는 95%가 쌀눈과 껍질에 있지만 쌀이나 잡곡을 여러 번 도정하는 과정에서 쌀눈이나 껍질의 대부분이 소실된다. 소식하면 왜 좋을까?

예를 들어 보자. 똑같은 소나타 기종의 자동차 두 대가 동시에 출고되었다. 하나는 출퇴근용 승용차로 사용되었고, 하나는 택시로 사용되었다. 처음 1년까지는 성능이 비슷하다. 3년 후에는 어떻게 될까. 쉽게 설명하면, 운행 시간이 많은 택시는 폐차 직전 상태일 것이다.

인체는 무려 70조 개의 세포로 이루어진, 승용차와 같은 내연기관이다. 각 세포에서 에너지를 내는 엔진은, 세포 내의 소기관인 미토콘드리아다. 여기에서 혈액을 통해 공급받은 영양분과 산소를 이용해 에너지(ATP)를 얻고 이산화탄소를 방출한다. 이때 불완전연소가 이루어질 수도 있고 과산화될 수도 있다. 이 과정에서 과도한 활성산소와 과산화지질, 각종 유해물질이 필연적으로 발생한다. 이러한 유해물질이 모낭세포의 조기노화와 변형을 유발하는데, 이것이 과식으로 인한 탈모의 주된 메커니즘이다. 식품연료가 불량일수록 이에 비례하여 유해물질이 증가한다. 70조 개나 되는 우리의 세포(자동차)에 양질의 연료를 주입해야 세포수명(자동차수명)을 최대로 늘릴 수 있다. 이것이 바로 수동적인 발모방법인 것이다. 특히 이 책에서 제시하는 모발성장에 특화된 트리플 효소 요법은 인체의 다른 세포에도 활력으로 작용한다. 최고급 휘발유가 일반 휘발유나

디젤에 비하여 옥탄가가 높고 배기가스도 적어 엔진수명을 연장하는 데 좋은 것과 같이 트리플 효소 요법을 통한 탈모방지도 같은 원리인 것이다.

모발이 단백질로 이루어졌다 하여 고기, 생선, 계란, 우유와 같은 육식을 하면 좋을 것 같지만 그것은 큰일 날 착각이다. 아직도 단백질 부족으로 탈모가 온다고 생각한다면 FDA 홈페이지를 방문해 보라. FDA에서 말하는 단백질 하루 권장량은 체중 60kg 기준 48g 정도이다. 그 이상 섭취하면 노폐물에 불과하고 혈액이 쉽게 산성이 된다. 그런데 하루 세끼 현미밥을 섭취할 경우 현미에는 무려 37g 정도의 단백질이 있고 채소나 과일, 견과류에도 적절한 단백질이 포함되어 있다.

모낭세포의 호흡과 에너지 대사를 담당하는 미토콘드리아는 단백질이 아닌 양질의 탄수화물을 연료로 사용한다. 모낭의 대사에 가장 중요한 것은 탄수화물과 아미노산인데, 또 이 두 가지는 효소와 코엔자임의 도움 없이는 모발성장을 이루는 대사를 할 수 없다. 특히 코엔자임 중 징크와 코퍼, 수용성 비타민, 미네랄 등은 모발의 분화와 성장에 필수적이다. 이러한 효소대사와 코엔자임의 공급을 만족시켜 발모에 기여하는 것이 바로 트리플엔자임 콤플렉스이다.

그러므로 무조건 잘 먹을 것이 아니라 모발성장의 원료가 되는 음식물을 섭취하여야 한다. 그리고 발모에 도움이 되는 음식물이 무엇이고 효율적으로 흡수하는 방법은 무엇인지 알아야 한다. 발모에 가장 특화된 음식은 내가 제시한 혼자서도 만들어 먹을 수 있는 어성초, 자소엽, 녹차잎을 발효시켜 만든 트리플엔자임 콤플렉스이다. 매일 공복에 아침저녁으로

100ml씩 천천히 음용하고, 외용액으로 만들어진 트리플엔자임 콤플렉스 알코올 추출물은 아침저녁 샴푸 후 탈모된 부위에 골고루 바르고 마사지해 주면 발모에 도움이 된다.

탈모방지에 좋은 효소식품과 그 섭취법은 다음과 같다. 첫째로 채소를 먹을 때에는 5분 정도 데친 다음 믹서로 곱게 갈아 먹는 것이 좋다. 생채소의 단단한 섬유질은 아무리 잘 씹어도 분해가 제대로 되지 않아 소중한 영양소와 효소가 잘 흡수되지 않기 때문이다.

둘째로, 무를 먹을 때는 즙으로 만들어 먹는 것이 좋다. 효소식품이 가장 잘 발달되었다는 일본은 장수 국가로도 유명한데, 일본인들은 냉모밀이나 생선구이를 먹을 때에 무즙을 넣어서 먹는다. 무는 아밀라아제와 각종 효소가 풍부하여 소화와 흡수를 돕고 톡 쏘는 유황 성분이 들어 있어 강력한 천연 살균 작용을 한다.

셋째로, 토마토는 찌거나 데치거나 구워 먹으면 라이코펜이나 베타카로틴, 비타민 A 등 지용성 비타민의 흡수율이 훨씬 높아진다. 식물성 기름(포도씨유나 카놀라유)에 넣어 두었다 먹으면 흡수율을 극대화시킬 수 있다.

넷째로, 양파와 마늘은 생으로 먹으면 지용성 성분의 흡수율이 20%도 채 되지 않는다. 지용성 성분의 흡수율을 높이기 위해서는 식물성 기름과 같이 섭취하는 것이 좋다. 단 식용유는 절대 권하지 않는다. 콩을 가공할 때 인위적인 공정이 많이 들어가기 때문이다. 또한 양파와 마늘은 얇게 자르는 과정에서 알리나제 등 섬유소 안의 효소가 활성화되므로 잘게 썰어 먹는 것이 좋다.

면역력이 떨어지면 탈모 시작

　　　　　　　　탈모는 면역력에 따라 결정된다고 해도 과언이 아닐 만큼, 발모촉진에 있어서 면역력은 아주 중요하다. 면역력을 키우기 위한 가장 중요한 조건은 인슐린 분비를 일정하게 만드는 것이다. 인슐린은 아라키돈산의 조절에 관여하며 아라키돈산은 테스토스테론의 생성 및 조절에 관여하기 때문이다. 그런데 단 음식이나 인스턴트식품을 섭취하면 혈당이 갑자기 올라가고, 가파른 혈당 상승은 곧바로 인슐린의 급격한 증가를 가져온다. 단 음식이나 과자, 인스턴트식품을 많이 먹게 되면 췌장에서 인슐린을 한꺼번에 분출하는 패턴이 반복되어 췌장에 무리가 가고, 인슐린의 증가로 인해 경쟁관계에 있는 대사효소의 분비가 저하된다. 그 결과 혈당 상승에 적절히 반응하지 못하게 되며 뇌하수체 호르몬도 불균형 상태로 빠지게 된다. 호르몬이 신체 전반적으로 불균형해지고 효소가 적어지면서 모낭세포의 활성도가 떨어져 탈모가 급속도로 진행되는 것이다.

　대책은 간단하다. 달고 짜고 기름진 음식과 인스턴트식품의 섭취를 제한하고 발모촉진과 관련하여 면역력을 높이기 위해 혈당지수가 낮은 음식 즉 현미, 고구마, 양배추, 견과류 등을 섭취해야 한다. 천천히 오래 씹어 먹으면 흡수율이 증가되고 세로토닌 분비도 늘어나게 되므로 두피 면역력도 좋아지고 발모까지 도우니, 섭취 시에는 천천히 오래 씹어 먹도록 하자.

가장 이상적인 영양소 비율은?

사람들은 몸이 무엇을 원하는가보다 입이 무엇을 요구하는가에 따라 먹고 마신다. 고기, 생선, 계란, 우유는 고단백 식품이 아니라 과단백 식품이다. 태어나서 첫돌이 될 때까지 한 해 동안 처음 몸무게의 3배가 늘어나는데, 이 기간에 엄마의 모유에는 칼로리 비율로 7%의 단백질이 들어 있다. 그러므로 이 시기가 지나면 단백질 섭취 비율이 7%보다 낮아도 성장에는 전혀 지장이 없다. 그런데 대부분의 곡식에는 칼로리 비율로 8~19%의 단백질이 들어 있으므로 곡식만 먹어도 단백질 결핍은 생기지 않는다.*

지난 48년간 우리나라의 직업군별 평균수명 통계에 의하면 육식을 하지 않는 스님은 82세, 육식을 많이 하는 체육인은 67세로 무려 15년의 차이를 보였다. 육식을 안 하는 스님들의 병원 이용률이 가장 낮고 평균수명이 가장 길며 그들의 식단에 우유나 멸치가 없음에도 불구하고 골다공증이 거의 없고, 오히려 체력과 운동 능력은 가장 좋은 것으로 나타났다. 또한 스님들의 뇌파가 가장 안정적이었으며 암기력과 기억력이 가장 높다는 보고도 있다. 스님들이 이처럼 건강하게 장수하는 비결은 과연 무엇일까? 정답은 탄수화물과 채소 위주의 소박한 식단이다. 이게 바로 몸의 원리다. 일반적으로 탄수화물, 단백질, 지방의 섭취비율은 40 : 30 : 30으로 정해져 있지만 탈모방지와 건강을 위해서는 80 : 15 : 5를 권장한다.

---

*《고혈압, 목숨걸고 편식하다》(MBC스페셜 제작팀, 쿠폰북, 2010) 참조

탈모를 막는 식단은 곧 다이어트 식단이 된다

발모를 위해서 식단을 조절하면 탈모방지뿐 아니라, 다이어트까지 저절로 가능해진다. 채식과 소식을 하기 때문이다. 또한 다이어트를 할 때, 무조건 먹지 않는 방법을 선호하는데 많이 먹어서 살이 찌는 경우보다는 빨리 흡수되는 음식을 먹어서 살이 찌는 경우가 훨씬 많다. 이것을 표현한 것을 혈당지수(GI, glucose index, 일정한 양의 시료식품 탄수화물을 섭취한 후의 혈당이 상승하는 정도를 같은 양의 표준 탄수화물 식품을 섭취 후의 혈당이 상승하는 정도와 비교한 값)라 한다. 현미와 백미의 경우를 예로 들어보자. 칼로리 측면만 봤을 때는 현미가 백미보다 칼로리가 높지만 현미가 더 천천히 흡수되기 때문에, 같은 양을 먹었을 때 결과적으로는 백미를 먹는 것보다 현미를 먹을 때 더 살이 찌지 않는다. 백미나 밀가루로 된 음식은 흡수가 빠르고 그래서 상대적으로 더 쉽게 살이 찌게 된다.

금방 소화되고 금방 흡수될 때, 우리 몸에서는 인슐린이 나온다. 이 호르몬은 대표적인 스트레스 호르몬으로 저혈당을 즉시 유발하며 신체에 비상사태를 선포하게 만들고 스테로이드 호르몬과 함께 지방을 축적시켜 비만으로 이어지기 쉽다. 또한 인슐린이 과도하면 남성호르몬 조절에 문제가 생겨 탈모를 유발할 수 있다. 반대로 천천히 흡수되는 음식, 즉 현미나 고구마를 먹으면 같은 탄수화물인데도 몸은 다르게 받아들인다. 임상실험 결과, 비만인 사람이 현미로 하루 세끼를 먹었더니 3개월에서 6개월 동안 복부지방 약 3킬로그램, 전체적인 몸무게 평균 5킬로그램 이상이 빠졌다.

이렇게 단시간 내에 체중조절이 가능한 이유는 칼로리 통제가 아닌 호르몬 통제 덕분이다. 혈당지수가 낮은 음식을 먹으면 칼로리와 관계없이 인슐린이 덜 나오기 때문이다. 현미나 고구마 같은 저혈당 식품을 섭취하게 되면 혈당이 증가될 이유가 없다. 따라서 인슐린도 많이 나올 필요가 없고. 또 현미에 있는 풍부한 효소와 코엔자임이 발모를 돕고 수천수만 개의 섬유질이 장벽을 청소하고 독소를 제거하여 피까지 맑게 한다.

물이 왜 발모촉진에 좋을까

씨앗을 심고 물을 안 주면 싹이 틀까? 우리 몸도 물은 매순간 필요하다. 음식이 소화되어 노폐물과 독소를 배출할 때도 땀과 소변의 형태로 물을 통해 배출한다. 물이 부족하면 노폐물과 독소가 몸 밖으로 원활하게 배출되지 못하고 독소를 체내에 축적하게 되고, 그 결과 만성피로와 함께 세포의 조기노화와 조기죽음을 가져온다. 모낭세포도 마찬가지이다. 당신이 하루에 필요한 돈이 5만 원이라고 가정하면 외출 전 지갑에 5만 원이 들어 있어야 한다. 귀가할 때는 5만 원을 다 쓴 상태다. 그럼 내일을 위해서 얼마가 필요할까? 역시 5만 원이다.

이와 마찬가지로 당신이 하루 필요한 물의 양을 계산하려면 당신이 하루에 쓰는 물의 양을 계산하면 된다. 첫째, 폐에서 호흡하면서 수증기로 배출되는 양이 약 0.6리터다. 둘째, 피부의 땀구멍을 통해 발생되는 양이 약 0.5리터다. 셋째, 대소변으로 빠져나가는 양이 약 1.4리터다. 즉 당신은 하루에 약 2.5리터의 물을 매일 배출한다. 음식을 통해서 약 0.5리터의 물 섭취가 가능하다고 보아도, 매일 2리터 정도의 물은 따로 마셔 주어야 한다.

우리 몸의 70%가 물이다. 당신의 체중이 60kg라면 무려 42kg이 물이라는 얘기다. 따라서 체내의 수분이 10%만 부족해도 약 4.2리터의 물이 부족한 상태가 된다. 이러한 만성탈수는 탈모, 주름, 만성피로, 비만과 변비의 원인이 된다. 머리카락은 인체 중 가장 빠르게 성장하는 조직이므로 특히 물이 필수적이다. 얼굴의 주름도 피부에서 물이 빠져 나간 것이다. 주름 제거를 위하여 보톡스나 레이저 시술을 하여도 인체에 물이 부족하면 아무 소용없다. 변비도 마찬가지다. 억지로 변비약을 먹어 봤자 장만 고생하고, 오히려 변비약 때문에 멀쩡하던 장까지 망가진다. 변비는 기본적으로 수분이 너무 빠져서 변이 딱딱하게 굳은 것이다. 그래서 물을 많이 마시고 수분이 많은 해조류나 채소를 같이 섭취하는 게 급선무다.

게다가 수분이 부족하면 비만이 되는 경우가 많다. 수분이 2% 정도만 부족해도 만성탈수인데 이때는 갈증을 잘 느끼지 못한다. 도리어 갈증을 허기로 혼동해서 음식을 더 많이 먹게 되고 뇌는 비상사태를 선포하여 스트레스 호르몬을 증가시킨다. 대표적인 스트레스 호르몬의 하나인 글루코코르티코이드도 물부족이 비상사태로 간주되면 복부에 예비식량인 지방을 열심히 축척하는 일을 한다.

이와 같이 물은 범우주적인 해독제이다. 예를 들어 청산가리 1g을 먹으면 즉사하지만 똑같은 청산가리 1g을 물 10리터에 타서 천천히 먹으면 죽지 않는다. 이것이 바로 물의 신비한 해독 작용이다. 물이 술을 해독하는 것도 마찬가지다. 술 마실 때 물을 많이 마셔 주면 상대적으로 해독이 빨리 된다. 물은 몸 구석구석 우리의 건강을 지켜주는 파수꾼이다.

그렇다면 탈모치료를 위해 물을 어떻게 마셔야 할까. 카페인이 함유된 커피나 탄산음료를 마시면 이뇨 작용을 일으켜 오히려 물을 빠져나가게 만든다. 그렇다면 전통차나 기능성 음료나 우유는 괜찮을까? 그렇지 않다. 이것들도 나트륨이나 산성물질 등 첨가물이 많고 열량도 높아 바람직하지 않다. 간혹 국물을 많이 마셔서 수분 섭취에 문제가 없다고 생각하는 사람도 있지만 국물에는 염분이 많아 오히려 수분 섭취를 방해한다.

그렇다면 어떠한 물이 가장 좋을까. 정답은 '차가운 맹물'이다. 요즘 정말 많은 기능성 물이 판매되고 있지만 효과가 입증된 것은 거의 없다. 또 물을 끓여 먹는 사람이 많은데 물을 가열하면 산소가 거의 빠져나가고 물의 결정체도 변형되어 물이 가진 고유한 기능을 상실하게 되니, 따로 끓이지 말고 '차가운 맹물'로 마시는 것을 권한다.

물은 언제 마시는 것이 좋을까? 아침에 일어나자마자 물부터 벌컥벌컥 들이키는 사람이 있다. 밤새 호흡이나 땀으로 수분이 배출되었으므로 이른 아침이 가장 물이 필요한 때이기는 하나, 갑자기 벌컥벌컥 물을 마실 경우는 체할 수도 있고 갑작스런 수분 섭취로 혈액 이온농도가 너무 묽어질 수 있으므로 조금씩 틈틈이 자주 마시는 것을 권한다.

자기 전에 물 한 잔을 마시고 자면 밤사이 피부에 수분을 공급해 주어 피부노화를 방지할 수 있고 혈액순환을 도와 탈모방지 효과를 얻을 수 있다. 흔히 노인들이나 만성질환자들은 갈증에 대한 감각이 둔해져서 물을 잘 마시지 않는다. 그럴 경우 혈액이 끈적거리고 탁해져서 혈액순환에 문제가 생기고 만성질환자들의 병세도 악화될 수 있다.

그렇다면 당신의 물 부족 정도를 어떻게 알 수 있을까. 소변 색깔이 맑지 않고 탁하거나 노르스름하고 거품이 있다면 소변이 농축된 것이므로 특별히 갈증을 느끼지 않더라도 당장 물을 마셔야 한다. 만일 물을 자주 마시는데도 불구하고 소변이 맑아지지 않는다면 신장질환이나 당뇨, 대사성 질환 등을 의심해 보아야 한다. 아주 간단하고 편리한 자가진단 방법이지 않은가.

집에서 만들어 먹는
발모 레시피(Passive Trichogenesis)

모발성장 리조또

모낭의 회복 및 모발의 성장에는 모발성장 인자(hair growth factor)와 손상복구 인자(wound healing factor), 항DHT 효소, 이 세 가지가 필요한데 각종 효소와 코엔자임, 아연, 구리, 셀레늄 등이 그 역할을 담당한다. 아래의 식재료는 이런 조건을 충분히 만족시킨다.

재료

현미 80%, 조 5%, 서리태 5%, 쌀겨 5%, 견과류 5%

만드는 방법

1. 조리하기 전 곡식을 한 시간 이상 충분히 불린다.

2. 모든 재료는 바닥이 두꺼운 냄비에 한꺼번에 쏟아 넣고 잘 섞어 준다.

3. 내용물과 1:1이 되도록 생수를 넣어 준다. 약한 불에 가까운 중불에서 약 30~40분간 천천히 가열하면서 가끔씩 주걱으로 저어 준다.

4. 내용물이 70% 정도 익었을 때 불을 끄고 뚜껑을 덮은 채 10분간 뜸

을 들인다.

5. 중요한 효소가 파괴될 수 있으므로 절대 보글보글 끓이지 않도록 주의한다.

6. 뜸 들이기가 끝나면 발모를 위한 최고의 리조또가 완성되었으므로 천천히 씹어서 먹는다.

먹는 방법

반찬이 따로 필요 없다. 한 입에 2백 번 이상 씹어 천천히 먹는다. 책이나 신문을 읽거나 TV를 보거나 혹은 컴퓨터를 하면서 먹으면 시간 절약도 되고 좋다. 2백 번 이상 씹으라는 말이 터무니없이 들릴지라도, 이러한 효소 식품은 씹는 과정에서 더욱 활성화되고 침에 포함된 30여 가지 각종 효소와 시너지를 일으켜 더욱 강력한 효과를 발휘하므로 열심히 씹어 먹도록 하자.

모발성장 주스

재료

- 1군 : 당근 1/2개, 우엉 1/4개
- 2군 : 사과 1/2개 또는 바나나 1/2개, 물 200ml, 무즙 30g

만드는 방법

1. 재료 1군을 끓는 물에 5분간 데친 다음 건져 낸다. 이 과정에서 지용성 비타민과 베타카로틴, 라이코펜 등이 활성화된다.

2. 건져 낸 1군과 2군, 물 200ml를 함께 믹서에 넣고 갈아 준다. 이때

단단한 껍질에 포함된 각종 영양소가 밖으로 나오게 되고 섬유질이 분리되면서 효소가 활성화 된다.

먹는 방법

200ml 기준으로 한꺼번에 들이키지 말고 천천히 씹어 가면서 먹는다. 리조또를 먹을 때처럼 다른 일을 하면서 먹으면 좋다. 가능하다면 무즙을 미리 준비하자. 무즙 30g과 함께 먹으면 더욱 강력하게 효소를 활성화시킬 수 있다. 무에는 디아스타제, 아밀라아제 등 각종 미량 원소 및 유황 성분이 있어서 효소대사와 이뇨 작용뿐 아니라 천연 항균 · 항생 작용을 한다.

이 모발성장 주스는 마늘 한 쪽과 같이 먹으면 더욱 좋다. 마늘이 갖고 있는 효소인 알리나제(allinase)가 알린을 알리신(allicin)으로 바꿔 주는데 알리신은 항산화 피톤치드(phytoncide)의 일종으로 항균 · 항진균 특성이 있어 지루성 탈모증을 예방한다. 마늘을 요리할 때 으깨면 생성되는 매운 맛과 마늘 특유의 독특한 향은 알리신을 비롯한 황화합물 때문이다. 또 마늘에 포함된 무기물 가운데 특히 셀레늄은 항산화 작용으로 탈모방지에 큰 도움을 준다.

참고로 1군을 끓이고 남은 물은 유익한 미생물 및 유산균을 담고 있기 때문에 2시간 정도 냉장고에서 저온숙성하여 공복에 천천히 마시면 최고의 발모 주스가 된다. 단 반드시 냉장보관하고 당일 안에 모두 마셔야 한다.

발모에 도움이 되는 채소와 과일 섭취법

채소와 과일이 좋다고 하여 아무렇게나 먹어서는 소용이 없다. 그렇게 먹는 것은, 인체의 소화와 흡수의 메커니즘을 전혀 모르고 범하는 낭비에 불과하다. 모든 채소를 날로 먹는 게 가장 좋은 것은 아니다. 날것은 우리가 기대하는 것만큼 소화 흡수가 잘 되지 않기 때문이다. 당근이나 토마토 등은 날로 먹는 것이 더 좋을 것 같지만, 체내 흡수율은 30%도 되지 않고 70%가량이 대변으로 빠져나간다. 결국 수분만 섭취하는 꼴이 되는데, 이는 채소의 단단한 섬유질 안에 영양소의 90% 이상이 숨겨져 있기 때문이다. 날로 먹으면 지용성 비타민이나 미네랄, 효소의 흡수율은 더욱더 떨어지므로 채소는 살짝 데쳐서 먹고 과일은 껍질 채 믹서에 갈아 먹는 것이 좋다. 특히 토마토나 당근, 양파, 마늘 등은 열을 가하거나 약간의 식물성 기름과 함께 섭취할 때 흡수율이 3배 이상 올라간다. 이탈리아 사람들이 토마토를 올리브유와 함께 중불에 가열하여 먹는 이유도 바로 이것이다.

또한 무를 포함한 채소와 과일에 있는 효소는 단백질과 탄수화물과 같은 거대분자를 소화 · 흡수되기 쉬운 당과 아미노산으로 분해시켜 준다. 그 결과 인체의 소화기관이 음식물을 소화시키기 위하여 애쓸 필요가 없다. 결과적으로 체내 효소가 절약되고 위장 기능, 췌장 기능과 간 기능이 향상된다. 이어서 생성되는 수많은 종류의 유익한 미생물과 유산균이 장내 부패균을 억제하여 인체의 독소를 근본적으로 제거한다.

모근을 튼튼하게 하고 모발을 윤기 있게 하는 견과류 주스

탈모증 환자가 갖는 또 하나의 문제는 모발이 가늘어지면서 푸석푸석해지고 윤기를 잃어 머리카락이 힘없이 축 쳐져 버리는 상태이다. 그럴 때는 견과류가 좋다. 하지만 무조건 씹어 먹는다고 해서 다 해결되는 게 아니다. 단단한 기름덩이로 구성된 견과류는 곡식이나 채소에 비해 소화·흡수율이 떨어진다. 그러나 방법은 있다. 바로 화학반응이 잘 일어나는 수소결합을 이용하면 흡수율을 쉽게 높일 수 있다.

재료

호두 1개, 아몬드 1큰술, 하수오 가루 1큰술, 쌀겨 1작은술, 바나나 1개, 발효식초 1작은술

만드는 방법

생수 100ml에 준비한 재료를 모두 믹서기에 넣고 분쇄하여 주스로 만든다.

먹는 방법

꿀꺽꿀꺽 마시지 말고 아주 천천히 2백 번 이상 씹어 먹도록 하자. 씹으면 씹을수록 흡수율이 더욱 높아진다. 특히 하수오는 한의학에서 말하는 대표적인 항DHT 효과를 가진, 탈모방지에 최적의 식품이다. 단, 견과류 중 땅콩이나 해바라기 씨는 오메가6가 과하게 들어 있어 제외한다.

어성초와 자소엽, 녹차잎으로 만든
트리플엔자임 콤플렉스

어성초, 자소엽, 녹차잎의 효능

나는 지난 15년 동안 비교적 쉽게 구할 수 있는 어성초와 자소엽, 녹차잎, 이 세 가지 약초를 발효·숙성해 보았다. 또한 식용 리큐르(주정)로 2차 발효까지 시켜 사용해 보았다. 그 결과 탈모가 더 이상 진행되지 않으면서 점차 개선되었다. 여기에 발모가 시작되었으며 미녹시딜의 부작용 완화 및 시너지 효과까지 있음을 확인할 수 있었다. 게다가 아주 저렴하고 누구든지 접근성이 좋으며 수천 년간 인류가 재배하고 음용해 온 안전하고도 효능이 뛰어난 민간약재라는 것을 알았다.

그러나 아무리 좋은 약재여도 제대로 사용할 줄 알아야 제대로 효과를 볼 수가 있다. 오랜 기간에 걸쳐 해 온 수많은 임상 테스트와 그 데이터를 기반으로 만들어진 트리플엔자임 콤플렉스를 통해 탈모를 방지하고 발모효과까지 노려 보도록 하자.

어성초

어성초는 강력한 항염·항균 효과가 있다. 특히 임상실험 결과, 효모균와 곰팡이에 대한 억제 효과가 뛰어나 지루성 탈모증에 탁월한 효능이 있었다.

어성초가 두피 피부질환에 특히 효과 있는 이유는 포도상구균과 곰팡이에 강하기 때문이다. 대부분 염증성 피부질환은 포도상구균과 관계가 많다. 포도상구균은 혈액을 응고시키는 효소를 만들어 백혈구의 식균 작용을 방해하여 환부의 염증을 급속히 악화시킨다. 게다가 스스로 독소를 배출하기도 한다.

그런데 어성초의 데카노일 아세트 알데하이드 성분이 포도상구균에 대한 억제력이 높아 두피의 세균성 피부질환에 효능이 있으며 곰팡이의 일종인 사상균 치료에도 효과가 있다. 지루성 탈모증은 대개 말라세지아라는 효모균과 포도상구균에 의해 발생하고 증세가 악화되는데, 어성초의 데카노일 아세트 알데하이드 성분이 이 두 가지 균을 억제하는 것으로 나타났다.

일반적으로 항생제를 장기 투여했을 때 내성균이 생겨 더욱 치료가 어려워지지만 어성초를 섭취하거나 외용으로 사용하면 내성균이 나타나지 않는다. 이는 어성초의 데카노일 아세트 알데하이드 성분의 특이성 때문이다. 어성초는 지루성 두피염으로 인한 탈모증에서 지금까지의 항생제 요법보다 더욱 치료 효과가 좋고 게다가 재발률도 낮아 탈모 환자에게 추천할 만하다.

어성초는 강력한 살균·해독 작용이 있어 재배 반경 30m 이내에는 벌레나 해충이 접근하지 못하기 때문에 무공해 약초로 잘 알려져 있다. 또한 식용으로 복용해도 좋고 발라도 좋아 전통 민간요법으로 내과 및 외과용으로 3백여 건의 각종 질병에 활용되고 있는 해독 약초이다. 일본에서는 독을 다스린다 하여 '독후다미'라고 불러왔으며 가정상비약으로 사용하기도 한다.

어성초의 주성분인 퀘르세틴(quercetin)-퀘르시트린(quercitrin)은 모세혈관 확장 작용으로 두피 혈액순환에 탁월한 효과를 보이며, 항염·항균 효과가 뛰어난 천연 항생제로 두피염증 치료에 뛰어난 효력을 보인다. 또한 쿠에르치트런 성분도 모세혈관을 확장시키고 피를 맑게 해 주어 피부조직이 튼튼해지며 염증성 트러블이 사라진다. 두피 트러블과 가려움증이 동반된 지루성 탈모증 환자들에게 어성초를 기반으로 한 트리플엔자임 콤플렉스를 지난 수년간 적용했고 탈모증 완화와 더불어 가려움증과 홍반 및 모낭염이 동시에 사라지는 놀라운 결과를 얻어 왔다. 또한 미녹시딜의 부작용으로 인한 가려움증과 두피 과각화 현상에 대한 현저한 완화 소견도 보여 미녹시딜-트리플엔자임 콤플렉스 요법의 이론적 기반을 완성할 수 있었다.

자소엽

자소엽은 미네랄뿐 아니라, 비타민 B1, B2, B6, 비타민 C, 비타민 E,

비타민 K, 나이아신이 다량 함유된 약초이다. 또한 체내에서 콜레스테롤을 분해하는 알파리놀렌을 비롯해, 칼슘과 칼륨, 철분, 마그네슘, 아연 등이 풍부하여 인체에 필요한 코엔자임 성분이 거의 다 포함되어 있다 해도 과언이 아니다.

특히 자소엽에 포함된 페릴알데하이드와 리모넨, 피넨 중, 페릴알데하이드는 강한 항균 작용과 함께 천연 방부제 효과가 있다. 이러한 살균, 항염, 방부 작용 이외에도 비정상적인 면역력을 정상화시키는 기능을 지니고 있어 지루성 탈모증 및 염증성 탈모증 치료에 탁월하다.

또한 자소엽에 풍부하게 들어 있는 베타카로틴은 체내에서 비타민 A로 바뀌어 점막과 피부를 보호하기도 하고 항산화 작용으로 하여 모낭의 세포 노화를 방지하기도 한다. 뿐만 아니라 피토케미컬은 모낭세포의 활성화와 노화방지를 동시에 수행하고 세균과 곰팡이에 대한 살균력이 우수하여 지루성 탈모증 및 남성형 탈모증 완화에 어성초와 함께 최적의 시너지를 이룬다.

녹차잎

녹차잎에는 폴리페놀이라는 성분이 들어 있어 어성초, 자소엽과 함께 이상적인 항산화, 항염, 항DHT 효과의 트리플 조합을 이룬다. 폴리페놀은 강력한 항산화 물질로 카테킨, 프라보놀, 탄닌산 등의 성분이다. 특히 녹차잎에는 카테킨류가 주를 이루고 있으며, 카테킨류 중에서도 에스테르형 EGCg가 50% 이상 차지하고 있다. 이것은 체내에서 매우 중요한 해독 작용과 살균 작용을 하면서 발암물질을 억제하고, 항산화 작용에 면역력 증강 효능까지 있다.

이외에도 녹차잎에는 수용성인 비타민 B, 비타민 C, 비타민 P와 지용성인 비타민 E, 비타민 K, 베타카로틴 등이 풍부한데, 비타민 C와 알파토코페롤은 두피 모낭세포에 강력한 항산화 작용을 한다. 또한 과산화지질 생성을 억제, 활성산소 억제 등 항산화 역할을 하여 세포 노화를 방지한다.

녹차잎에 포함된 아연, 쿠퍼, 셀렌 등은 모발성장에 필요한 항DHT 성분과 세포 재생에 필요한 성분이다. 그래서 녹차잎은 어성초와 자소엽과의 조합으로 사용해서, 우수한 탈모방지 및 발모촉진 효과를 얻을 수 있다. 그러나 단순히 입으로 마셔서는 성분의 흡수 및 탈모방지 효과는 미미하므로, 효과를 더욱 높이기 위해서는 반드시 어성초, 자소엽과 함께 주정발효를 통한 트리플엔자임 콤플렉스(발모팩)의 형태로 두피에 적용하여야 한다.

20종 이상의 아미노산으로 구성되어 있는 녹차잎에서 테아닌 성분은 인체 내의 카페인 활성을 억제하는 중요 성분이다. 또한 글루타민, 알기닌, 아스파라긴산이 있어 간 기능 보호에도 효과적이며, 엽록소와 카로티노이드 등의 색소결정 성분까지 함유하고 있어 발효 시 모낭세포의 항산화 작용을 돕는다.

어자녹 두피팩 만들기

1. 어성초, 자소엽, 녹차잎을 준비한다. 비율을 어성초 생잎 20g, 자소엽 말린 것 10g, 녹차잎 말린 것 10g로 하여 잘게 자른다.

2. 1.8리터의 30% 증류주(마트에서 파는 담금주)에 혼합한다. 이때 식용으로 판매되는 소주보다 약간 도수가 높은 30%의 주정을 사용하면 더욱 편리하고 좋다.

3. 용기에 함께 넣어 그늘진 곳에서 3개월간 발효시킨다. 이때 반드시 숙성용기에 넣을 필요는 없다. 오히려 숙성용기를 잘못 사용하면 불필요한 공기 순환으로 발효에 실패하는 경우가 많다. 나의 경험으로는 유리병이나 플라스틱 병을 코르크로 밀봉하면 합성과 발효가 더욱 잘 일어났었다. 코르크가 없으면 일반 뚜껑으로 밀봉하여도 무방하다. 또는 오크통(중고로 사는 것이 좋다)에 넣어서 발효시켜도 탄닌과 각종 유익한 미생물로 인하여 발효가 잘 일어난다. 하지만 이 방법은 초보자보다는 발효에 대해 잘 아는 상급자가 시도해 볼만하다.

4. 3개월이 지난 후 발효액을 여과하여 두피액으로 사용한다. 특히 샴푸 후 탈모 부위에 골고루 바른 후 마사지해 주면 트리플엔자임 콤플렉스의 피지 분해 효과와 항DHT, 항염, 항산화의 작용으로 DHT를 억제하고 모낭충 및 곰팡이 번식을 막아 탈모방지 및 발모촉진에 탁월한 효과가 있다.(이것이 방송에서 소개한 발모팩이다.)

5. 발효된 발모팩은 건더기를 건진 후 냉장고에 4℃ 정도로 보관하여 사용하면 점차 시간이 지나면서 2차 저온발효가 되어 더욱 강력한 효능을 발휘한다.

6. 발효 시 반드시 용기를 마개로 꽉 닫아 놓아야 하며 사용시에만 적당량을 덜어 쓰도록 한다.

어자녹 발모 효소액 만들기

1. 어성초 말린 것, 자소엽 말린 것, 녹차잎 말린 것을 2 : 1 : 1 비율로 100g 정도 준비한다. 참고로 자소엽은 효능이 매우 강해 소량으로도 효과를 얻을 수 있다.

2. 생수 1.8리터에 준비된 재료를 담그고 뚜껑을 닫고 한 시간 정도 상온에서 방치한다.

3. 뚜껑을 열고 한 시간 정도 약한 불에서 천천히 달여 농축시킨다.

4. 식힌 후 액체를 걸러 내어 천천히 마신다. 남은 액은 냉장보관하며, 공복 때마다 적당량을 천천히 음용하면 좋다.

5. 만들어진 농축액 1.8리터를 매실 150g과 함께 보름 동안 실온에서 숙성시키면 몸에 이로운 미생물과 다량의 유산균이 추가 발생하여 최고의 상태가 된다. 매 식후 무즙 30g과 함께 섞어 복용하면 더욱 좋다.

6. 매일 아침저녁으로 꾸준히 끈질기게 복용하면 식용으로 만들어진 트리플엔자임 콤플렉스의 항DHT, 항염, 항산화 효과의 효율적인 작용으로 탈모를 방지하고 발모촉진에 도움이 된다.

어자녹 발모차 만들기

1. 어성초와 자소엽, 녹차잎 말린 것을 각각 2 : 1 : 1(물 1.8리터에 6g : 3g : 3g)로 준비한다.

2. 중불에 한 시간 정도 달여서 먹으면 된다. 이때 절대 보글보글 끓어서는 안 된다. 약탕기를 이용하면 가장 좋고, 여건이 되지 않는다면 바닥이 두꺼운 그릇도 좋다.

3. 항산화, 항염, 항균, 항DHT에 효과가 있으므로 꾸준히 끈기를 가지고 섭취하도록 하자.

올바른 탈모치료제의
선택과 사용

피나스테라이드

가장 많이 알려져 있는 탈모치료제인 피나스테라이드 계열의 프로페시아 임상실험 결과, 초·중기의 탈모 환자 중 50~70%에서 탈모가 개선되는 효과를 보였다. 복용 기간을 12개월 이상으로 늘리자 80%가 탈모가 멈추었고 70%에서 신생모가 관찰되었다. 그러나 복용 기간이 18개월에 이르자 탈모가 더 이상 개선되지 않았다. 신생모가 관찰되는 빈도도 줄어들었다. 18개월이 지나고 투약을 멈춘 지 3개월이 되자, 약 65% 환자의 모발이 서서히 가늘어지면서 다시 빠지기 시작했다. 복용중단 후 6개월이 지나자 70% 환자의 머리숱이 감소되었다. 하지만 감소되었다 하더라도 프로페시아를 복용하기 이전보다 더 심각한 정도는 아니었다. 프로페시아의 제제인 피나스테라이드는 최고 정점이 이렇듯 18개월 정도로 정해져 있지만 가장 안전하고 효과 있는 탈모치료제인 것만은 확실했다.

그리하여 나는 이 피나스테라이드를 더욱 효과적으로 이용할 방법을 연구하는 데 매진했다. 그래서 '피나스테라이드 단독 복용군'과 '피나스테라이드-트리플 효소 요법 병행군'으로 나누어 비교실험을 진행했다. 그 결과 병행군에서 초기 50~70% 정도이던 탈모개선 효과가 80~95%로 증가하였고, 18개월이 지나고 투약을 멈추었을 때 다시 머리카락이 빠지는 금단현상도 65~70%에서 30~35%로 현저하게 감소되었다. 특히 남성형이나 지루성 탈모증 환자군에 있어서 시너지 효과가 두드러졌다. 프로페시아 하루 1mg으로 가장 안전하고 충분한 효과를 볼 수 있다.

단연 최고의 탈모치료제라고 할 수 있는 이 프로페시아를 호르몬제나 항생제로 오인하는 경우가 많다. 프로페시아는 5알파 환원효소를 억제하는 '효소 억제제'이다.

미녹시딜-덱스판테놀-트레티노인 복합제제

미녹시딜은 원래 파우더 제제여서 에탄올이나 글리세린, 프로피렌글리콜 등에 혼합하여 상품화되었다. 이는 다양한 메이커로 발매되어 초·중기 탈모 환자들에게 많은 도움이 되었다. 먹지 않고 바르기만 하여 어느 정도의 효과를 내는 것은 미녹시딜-프로피렌글리콜 제제가 유일했다. 이 제제의 문제점은 6개월이 지나면 내성이 생기거나 투여 집단의 8~20%에서 가려움증, 홍반 등의 부작용이 나타난다는 것이었다. 또 6개월 이상이 되면 계속 투여하여도 더 이상의 개선이 없었고, 6개월 이상 사용 후 투약을 중지하면 복용 집단의 90% 이상이 쉐딩 현상을 경험했다.

　나는 오랜 연구와 여러 차례의 임상실험을 통해 미녹시딜의 효과를 50% 이상 추가로 얻기 위해서는 미녹시딜-덱스판테놀 복합제제가 필요하며 여기에 트레티노인까지 병행하는 요법이 아주 유효하다는 것을 발견했다. 이 중 미녹시딜-덱스판테놀 복합제제는 현재 카파시딜이라는 이름으로 판매되고 있다. 트레티노인은 시중에서 스티바A라는 이름으로 판매되고 있으며, 한 병으로 1년 이상 사용할 수 있어 한 달 약값이 5천 원 정도로 아주 저렴하다. 의사나 약사의 처방과 투약 설명을 반드시 받아야 한다.

　이 약을 사용할 때 특히 주의할 점은 광선에 취약하므로 반드시 갈색 병에 담아 어두운 곳에 보관해야 하며 취침 전에 바른 후 불을 꼭 끄고 자야 한다는 것이다. 그렇지 않으면 빛과 반응하여 효능이 현저히 떨어지거나 바른 부위에 자극을 받을 수 있다. 또 한 가지 유의할 점은 카파시딜 제제를 먼저 사용한 후에 2시간 이상 경과되고 트레티노인을 사용하는 것이 발모의 최적의 효과를 가져온다는 사실이다. 이러한 방법으로 미녹시딜의 가장 큰 단점이었던 알레르기와 금단 시 쉐딩 현상을 40% 나 줄일 수 있었다.

　더욱이 트리플엔자임 콤플렉스와 병행 사용시 미녹시딜의 부작용인 알러지 및 가려움증을 90% 이상 완화시켰으며 미녹시딜 사용 중단 후 쉐딩 현상은 50% 이상 감소시켰다. 특히 지루성 두피염을 가진 환자에 있어서 미녹시딜과 트리플엔자임 콤플렉스의 병행요법은 더욱 탁월한 효과를 나타내었다. 참고로 현재로서는 각 제약회사마다 5%의 미녹시딜을 주로 생산하고 있으며 미국이나 유럽의 의사들은 대부분 여성용 탈모 치료 외용액으로 2%보다는 5% 미녹시딜을 처방한다. 우리나라의 대학병원에서의 여성 탈모증에 대한 미녹시딜 처방도 대부분 5%로 통일이 되는 추세이다.

그렇다면 이토록 중요한 효소에 관한 연구가 지금까지 제대로 이루어지지 않은 이유는 무엇일까?

대부분의 의사는 이제 겨우 탈모의 주된 원인이 5알파 환원효소라는 정도를 밝혀 냈다. 게다가 모낭형성에 부정적인 효소가 있다면 반대로 긍정적인 효소도 있을 텐데, 의사들은 대개 탈모를 일으키는 부정적인 효소(5알파 환원효소)만 연구했을 뿐, 발모를 이끄는 긍정적인 효소인 발모효소(트리플엔자임 콤플렉스)에 대한 연구에는 그다지 관심을 기울이지 않았다. 이유는 소화와 분해, 대사를 위한 효소가 인체 내에 무한대로 존재한다고 생각했던 데에 있다.

그러나 나의 연구에 따르면 인체 내의 효소는 쓰면 쓸수록 고갈되므로 외부에서 반드시 보충해 주어야 한다. 나도 의사이지만 매우 안타깝게 생각하는 현실이 있다. 대한민국 의과대학 6년의 교과과정과 대학병원 수련 기간 동안 배우는 교육과정을 살펴보면, 환자를 위한 식이요법에 관한 어떠한 과목도 없다는 점.

잘못 먹어서 생긴 병으로 병원을 찾아도 정작 의사들은 식이요법에 관해 제대로 배운 것이 아무것도 없다는 아이러니한 상황이 연출된다. 심지어 오랜 기간 동안 투병하여 드디어 암이 완치되어 퇴원하는 환자가 주치의에게 "이제부터 어떻게 해야 합니까?" 하고 물어보면 "이제 마음껏 드셔도 됩니다. 1년에 한 번씩 정기 검사를 받고요" 하며 환자를 돌려보낸다. 대학병원에서 실습할 당시 대학교수나 각과 과장급들을 포함한 주치의들이 당뇨를 제외한 타질환 환자에게 각각의 질환에 대한 세심한 식이요법을 말해 주는 경우를 거의 본 적이 없다. 왜냐고? 의사들조차 교육 과정에서 영양학이나 식품학을 배운 적도 없고 교육과정 자체가 전무하기 때문이다. 의사 자신도 모르므로 환자에게 말해 줄 수 있는 게 없다. 같은 의사로서 부끄럽고 환자들에게 미안할 따름이다. 또 그러니 발모를 위한 식이요법 연구도 지금까지 전혀 이루어지지 않았던 것이다.

당신이 현재 20대이고, 당신의 부모님은 60대이다. 자, 이제 당신이 부모님과 함께 탕수육과 짜장면 한 그릇을 먹는다고 가정해 보자. 20대인 당신은 이 정도의 음식은 거뜬히 소화할 것이다. 반면에 당신의 부모님은 어떨까. 이 음식을 한 번에 다 섭취하고 당신처럼 거뜬히 소화해 낼 수 있을까.

아니, 그렇지 않을 것이다. 당신과 같은 왕성한 소화력을 보여 주지 못할 게 분명하다. 그 이유는 60살까지 살아오는 동안 효소를 너무 많이 써서 이제는 소화, 대사, 분해시킬 효소가 체내에서 거의 고갈되었기 때문이다. 나이 들수록 소화가 잘 안 되고 체력이 떨어지는 이유는 소화 효소뿐 아니라 대사 효소, 분해 효소가 모두 부족해진 탓이다. 젊었을 때 왕성하게 먹었던 사람일수록 이 같은 효소 부족증을 겪을 가능성이 높다. 우리 몸의 효소가 결코 무궁하지 않다는 걸 이렇게 쉽게 알 수 있다. 그런데 이러한 인체 내 효소가 소화나 대사, 분해에만 이용되는 것이 아니라 모발성장에도 쓰인다는 점이 중요하다. 효소를 조절하여 모발성장에 집중시킬 수만 있다면 당신은 반드시 득모할 수 있다.

발모를 위한 세 가지 방법 '트리플 효소 요법'

첫째, 식사량을 33% 줄이고, 현미와 채소, 과일, 견과류 위주로 식사한다.

소화와 대사, 분해 효소에는 '발모의 모멘텀'이 있는데, 이것이 모낭을 분화, 생장시키는 역할을 한다. 식사량을 줄이면 이 모멘텀을 음식물의 소화와 대사, 분해하는 데 쓰지 않고 모발성장에 집중적으로 사용할 수 있다. 특히 고기, 생선, 계란, 우유 등의 식품에는 효소가 전혀 포함되어 있지 않아 이들을 소화시키기 위해서는 체내에 있는 효소를 소모해야 하지만, 현미나 채소, 과일, 견과류에는 효소와 코엔자임이 이미 다량 포함되어 있어 체내에 저장된 효소를 절약할 수 있다. 식이요법이 가장 실천하기 어렵지만 이것이 발모촉진의 기본이다. 효소는 계속해서 만들어지는 것이 아니라 쓰면 쓸수록 줄어든다는 것을 명심하자. 이 방법의 유일한 단점은 초보자는 배가 고플 수 있다는 것 정도.

둘째, 어성초와 자소엽, 녹차잎, 이 세 가지로 '트리플엔자임 콤플렉스 두피팩'을 만들어 사용한다.

이 효소액은 강력한 항산화, 항염증, 항DHT 성분을 다량 포함하고 있다. 식이요법에 더하여 이 효소액으로 체내에 비축되어 있는 효소를 더욱 절약할 수 있고 발모의 모멘텀을 집중시킬 수 있다. 동시에 여러 가지 유익한 미생물과 유산균이 유해한 세균이나 곰팡이, 모낭충의 번식을 억제하고, 피지 분비를 줄이며, 두피혈관의 혈액순환을 돕는다.

셋째, 피나스테라이드를 복용하고 미녹시딜−덱스판테놀−트레티노인을 조합하여 사용한다.

남성형 탈모증인 경우 피나스테라이드 제제의 프로페시아를 복용함으로써 탈모를 유발하는 DHT를 감소시켜 탈모를 방지한다. 둘째로 카파시딜 제제(미녹시딜−덱스판테놀 복합제제)를 두피에 적용하여 두피의 혈류를 증가시킴으로써 모발을 더욱 튼튼하게 하는 동시에 발모까지 촉진되는 이중 효과를 얻는다. 셋째로 트레티노인 병행요법으로 카파시딜과의 시너지 효과를 얻는다.

제6장

건강한 모발을 위한 뇌 건강법

우리가 하는 생각이 바로 우리 자신이다.

-괴테(Goethe)

발모하기 위해서는 뇌를 알아야 한다

　　탈모는 항DHT 요법 및 식이요법을 병행한 장기적인 대책이 필요한 만성질환이다. 이런 장기 프로젝트를 진행하기 위해서는 무엇보다 뇌를 잘 알아야 한다. 우리가 직접 뇌를 이해하고 뇌를 리드하여 뇌를 이길 수 있어야 장기적으로 흔들림 없이 득모라는 목표에 도달할 수 있다. 또한 간신히 발모에 성공한다 해도 뇌를 컨트롤하지 못하면 다시 탈모를 겪게 될 것이다. 다시 반복하지 않으려면 우선 뇌를 컨트롤할 수 있어야 한다.

　　탈모치료를 위해서는 먼저 뇌의 본성을 알아야 한다. 뇌는 단순하다. 착각하기 쉽다. 그래서 뇌가 나쁜 착각이 아니라 좋은 착각을 하도록 만들어야 한다. 최근의 뇌과학 연구 결과에 따르면 우리 마음이 뇌를 이끄는 것이 아니라 뇌가 우리 마음을, 더 나아가 우리의 행동까지 선택할 수 있다는 사실이 드러났다. 누구나 한 번쯤은 '오늘따라 왜 이렇게 우울할까?' 혹은 '사실 내 마음은 그게 아니었는데……' 등의 생각을 해 본 적이 있을 것이다. 즉 우리의 마음보다 '뇌'의 작용이 더 강하다.

또한 뇌는 '패턴화'에 의해 작용한다. 예를 들어 전에 연주했던 피아노 악보 앞에 앉았을 때, 이 악보를 머리로 완전히 이해하기도 전에, 즉 미처 기억해 내기도 전에 손가락이 저절로 연주하는 경우가 있다. 혹은 우리 집 현관문의 비밀번호를 생각해 내지 않았는데 손가락은 이미 누르고 있는 경험을 하기도 한다. 이런 것들은 모두 내가 자의로 행동한 것 같지만 실은 뇌의 패턴화에 의한 것이다. 뇌는 내가 미처 생각하기도 전에 미리 신경 스냅스를 발화시킨다. 실험에 의하면 생각보다 뇌의 반응이 0.75초 빠르다고 한다.

예를 들어 화가 나서 친구를 때린 경우를 생각해 보자. '너를 때리고 싶다'고 생각하고 때린 것일까? 아니다. 그러나 일단 때린 다음에 뇌는 그것을 합리화(reasonalization)한다. 즉 생각이 완성되기 전에 이미 친구를 때렸고, 그러고 나서 뇌는 마음에게 '때리려고 생각했어. 그래서 때린 거야'라고 상황을 설명한다. 인간은 이성적 동물이며 인간만이 자유의지에 따라서 선택하고 행동한다고 한다. 하지만 뇌과학 측면에서 보면 뇌가 우리 마음과 행동을 조종하고, 이성은 행동의 결과를 합리화시킬 뿐이다.

여성들의 경우 명품 매장에서 자신의 자유의지로 명품을 구매했다고 주장하지만, 뇌의 충동으로 선택하고 나중에 그 행동을 합리화하는 것뿐이다. 즉 뇌가 먼저 발동하고 그다음 이성이 발동한다.

패턴화의 극단적인 형태가 바로 '제2의 천성'이라고 하는 '습관'이다. 가발 때문에 칼부림 난 사건이 있었다. 클럽에서 춤을 추며 즐겁게 놀다가 함께 놀던 한 사람이 장난기가 발동하여 친구의 가발을 벗긴 것이다.

졸지에 봉변을 당한 당사자는 화가 났다. 가발이 벗겨진 데 대한 수치심도 숨길 수 없었다. 싸움이 벌어졌지만 겨우 수습하고 자리를 옮겨 식당으로 갔다. 그런데 술이 들어가니 감정이 다시 격해졌다. 벗겨진 사람이 화를 내고, 벗긴 사람은 남자가 왜 이렇게 속이 좁냐며, 또 가발을 벗겨 식탁에 내동댕이쳤다. 두 번이나 가발이 벗겨진 남자는 벌떡 일어서더니 주방으로 달려가 칼을 들고 나왔다. 그다음은 후회해도 소용없는 일이 벌어지고 말았다. 이 사건의 원인은 다름 아닌 술이다. 술이 뇌로 들어가면 '말보다 행동이 앞서고 격해지는 패턴화'에 이미 익숙해져 있기 때문이다.

회식 자리나 술자리에 가면 꼭 어느 테이블에서든 술만 마시면 소리 지르며 말썽을 부리는 사람이 있다. 친구들과의 모임에서도 처음에 만났을 때는 "야, 오랜만이다" 하고 반가워하고 학창시절 추억을 나누며 좋아하다가도 술만 들어가면 "건방지다", "잘난 척하는 행동이 마음에 안 든다"며 어떻게든 시비를 거는 사람이 있다. 그들이 단지 취해서 그런 것일까. 그건 아니다. 그 사람보다 술을 더 많이 마시고 심지어 완전히 취했어도 얌전한 사람이 우리 주변에는 더 많다. 술주정이야말로 대표적인 뇌의 패턴화 현상이다. 술을 마실 때마다 주정을 부리는 사람은 아무리 좋은 자리에서 좋은 술을 마셔도 그 버릇이 나온다. 이성보다는 패턴에 지배당하는 것이다. 한 번 그렇게 행동하면 뇌는 그 행동을 기억해 두고 다음에도 그 패턴으로 작동한다. 옳고 그름은 중요하지 않다.

뇌는 원시시대부터 생존에만 초점을 맞춰서 자기중심으로 기능해 왔다. 따라서 처음에 패턴화된 것을 반복해서 실행하려고만 한다. 이는 속도와 효율성 때문이다. 그래서 술을 어른들에게 배워야 한다는 말이 있는 것이다. 어른 없이 술을 배우는 경우 일반적으로 습관을 잘못 들인 탓에 취기만 오르면 폭언을 하거나 이상행동을 하고, 물건을 집어던지거나 주변 사람들과 싸우려고 드는 사람이 있다. 이때 뇌는 그 패턴을 기억했다가 다시 자동실행한다. 이성적으로 보면 그러면 안 된다는 것을 알고 있으면서도 이미 그 사람만이 갖고 있는 뇌의 패턴화대로 움직이고 있는 것이다. 나중에 후회할 일도 바로 이 뇌의 패턴화 때문에 생기는 거고.

도박도 마찬가지다. 도박에 빠지는 순간 그것을 끊지 못하게 된다. 우리가 잘 아는 유명인 중에도 인기가도를 달리고 있고 성격도 온화해 보였던 사람이 도박에서 헤어나지 못해 결국엔 망가지는 경우를 가끔 본다. 그 사람이 처음부터 도박을 좋아해서가 아니라, 그 사람의 뇌가 패턴화가 되었기 때문에 생기는 사건이다. 처음엔 그냥 한 번 즐기러 갔는데, 그 후에는 패턴화된 대로 따르게 된 것이다.

이러한 뇌의 패턴화를 정확히 이해하고 정복하지 못한다면 탈모를 치료하는 데 엄청난 어려움이 따른다. 반대로 우리가 뇌를 알고 뇌를 정복한다면 이런 패턴화를 이겨낼 수 있다. 또한 발모의 패턴까지 정복할 수 있다.

우리 뇌는 쉽게 패턴화한다

백설공주는 눈처럼 하얀 피부, 앵두 같이

빨간 입술의 고혹적인 아름다움을 지닌 것으로, 새엄마는 마녀에다 아주 험상궂은 외모로 표현하는 방식에 우리는 익숙하다. 착한 콩쥐는 예쁘고 못된 팥쥐는 못생겼다고 표현하는 것도, 아름다운 라푼젤과 라푼젤을 납치해 간 마녀가 극명하게 대조되는 것도 같은 방식이다. 왜 항상 동화 속에서는 선하고 아름다운 여자와 못난 심성에 못난 얼굴을 한 사람이 대조되어 등장하는 것일까? 이런 설명 방식이 위험한 이유는 실제 사실과 다르다는 것 말고도, 이런 양극화에 누구나 쉽게 물들어 버린다는 데 있다. 다시 말해 이런 이분법적인 사고방식에 패턴화 되는 것이다. 특히나 어렸을 때부터 이런 전래동화를 지속적으로 접하면서 크기 때문에 패턴화는 더욱더 고정되어 간다.

이렇게 자기 패턴화가 되어 생각이 굳어 버린 사람이 탈모치료를 시작할 때엔 치료가 쉽지 않다. 그들의 대부분은 양극화된 감정을 가지고 있기 때문에 자기 머리가 빠진 것에 대해 강한 분노를 표출한다. 즉 자신의 두피 상태와 탈모 원인을 이해하려는 생각보다는 왜 하필 나만 탈모의 고통을 당해야 하는지에 집착한다. 이렇게 이미 분노하고 있는 상태에서 치료에 들어가기 때문에 치료 효과가 좋을 리 없다. 이는 이미 패턴화가 굳어진 사람들이 흔히 보이는 현상이다.

《상식 밖의 경제학》을 쓴 경제학자 댄 애리얼리는 미국을 대표하는 세계적인 경제학자이다. 그는 열여덟 살 때 마그네슘 폭발로 눈과 코를 제외한 온몸의 70%가 넘는 부위에 3도 화상을 입었다. 그래서 화상 치료만 3년이나 받고 인공피부를 전신에 감고 살았다. 화상으로 침대에 누워 있는 동안 그는 많은 사람들을 관찰하다 흥미로운 사실을 알게 되었다. 싸구려 커피를 싸구려 종이컵에 담아서 사람들에게 먹으라고 하고는 커피 맛을 물어보았더니 대부분 "맛이 별로"라고 대답했다. 또한 "값이 얼마면 사 먹을 것이냐"는 물음에 "이런 커피를 누가 돈을 주고 사 먹느냐"고 했다. 그다음에는 같은 커피를 영국의 왕실 도자기 잔에 담아 값비싼 주전자까지 나란히 놓은 채 건넸다. 그러면서 이 잔은 영국 왕실에서 여왕 직계 가족들이 사용하는 잔이라고 설명했다. 그랬더니 다들 "맛있다"면서 감탄사까지 붙여 가며 커피 맛에 감동했다. 커피를 다 마신 뒤에 "한 잔 더 달라", "당신과 대화를 나누고 싶다"고 요청하는가 하면 "이런 커피 맛이라면 커피 사업을 같이 논의하고 싶다"며 동업을 제안하는 사람까지 있었다. 아이러니하게도 실험 대상은 꽤 수준 높은 미각을 가졌다고 자부하는 대학교수와 귀부인을 비롯한 상류층이었다.

이 실험을 통해 알 수 있듯이 뇌는 단순하여 아주 쉽게 착각한다. 이를 이용해 뇌가 나쁜 착각을 하지 않고 좋은 착각을 하도록 만들자. 탈모 초기에 많은 환자들이 갖는 분노는 뇌가 좋지 않은 착각을 하도록 더 부추기는 것밖엔 되지 않는다. 그래서 뇌를 이해하고 뇌가 갖고 있는 이런 이치까지 이해한다면 탈모는 빠르게 호전될 수 있다.

월트디즈니가 대단한 능력을 가진 사람이라면, 그의 아내는 그 이상이었다. 디즈니가 처음 쥐를 그린다고 했을 때, 그것을 출판하기로 했던 만화 출판사에서는 미국인이 제일 싫어하는 동물이 쥐라며 고개를 저었다. 그러나 그의 부인은 남편이 그리는 쥐라면 분명 미국인 마음속에 자리

잡을 거라면서 남편에게 용기를 북돋아 줬다. 결국 디즈니가 그린 미키마우스는 공전의 대히트를 기록했다. 후에 디즈니는 디즈니랜드를 설계했으나, 안타깝게도 완공되기 몇 개월 전 그만 세상을 떠나고 말았다. 완공식 날, 대신 테이프를 끊은 부인은 월트디즈니가 디즈니랜드의 완공된 모습을 보지 못해 슬프겠다는 기자들의 말에 이렇게 답했다. "내 남편은 이미 디즈니랜드를 보았습니다. 마음속으로 수년 동안 계속 그려 왔기 때문에 지금 보이는 이 모습을 그는 이미 본 것이나 다름없습니다. 그래서 저는 하나도 슬프지 않습니다."

이 이야기가 시사하는 바는, 자신의 뇌를 자기가 이끌어 간다면 결국 패턴화의 주인은 자신이 된다는 사실이다. 원하는 것을 계속해서 '상상' 함으로써 긍정적인 패턴화의 주인이 되면 원하는 것이 현실로 나타난다. 여러 권의 성공 관련 저서를 집필한 작가 데니스 웨이틀리(Denis Waitley)도 말하지 않았던가. "네가 원하는 것이나 두려워하는 것은 반드시 현실로 나타난다. 왜냐하면 신체는 마음속에 있는 것을 반드시 구현하기 때문이다"라고.

성공한 기업인 앤드류 카네기(Andrew Carnegie)도 처음엔 부두의 일용직 노동자였다. 그런데 일주일에 한 번, 수요일만큼은 퇴근한 뒤에 깨끗이 머리를 감고 하얀 양복을 입고 넥타이를 매고 캐딜락 매장으로 향했다. 거기서 매장이 문을 닫을 때까지 매장 앞에 서서 자동차를 맘껏 타는 자신을 그렸다. 지금 당장 값비싼 캐딜락을 살 돈은 없었지만 그것을 타는 자신을 계속해서 이미지화시킨 것이다. 결국 그는 미국 제1의 철강

왕이 되어 자신이 '바라던' 미래의 자기 모습을 현실화시켰다. 이렇게 긍정적인 뇌의 패턴화를 이용하면 자신이 원하는 미래를 현실로 만들어 낼 수 있다.

미국의 소설가 나다니엘 호오돈(Nathaniel Hawthorne)의 《큰바위 얼굴》에서도 어니스트라는 소년이 큰바위 얼굴을 늘 마음속에 그리면서 살아가다가 결국 그 자신이 큰바위 얼굴이 된다. 이와 같이 꿈꾸는 것을 반드시 얻을 수 있다는 믿음을 가지고, 그것을 이루어 냈을 때를 머릿속으로 계속 그려보는 것이 중요하다. 디즈니가 디즈니랜드를 셀 수 없을 만큼 많이 상상했고, 결국 디즈니랜드를 완성시켰던 것처럼. 탈모 때문에 고민하는 여러분들도 긍정의 미래를 현실화시키는 상상을 하자. 머릿속으로 끊임없이 발모된 자신의 모습을 그리길 바란다.

뇌가 좋아하는 반대의 것을 하라

뇌의 패턴화를 극복하려면 어떻게 해야 할까. 아주 간단하다. 뇌가 좋아하는 것과 반대로 하면 된다. 즉 뇌가 하기 싫어하는 일을 골라 하면 된다. 먹기 싫은 것을 먹으면 되고, 어렵고 귀찮게 생각되는 일을 하면 되고, 일어나기 싫은 이른 시각에 일어나면 되고, 자기 싫더라도 제시간에 자면 된다.

이 방법으로 뇌를 컨트롤하면 발모에 어떤 영향을 줄까. 일어나기 싫은 새벽에 일어나면, 햇빛을 받으니까 세로토닌이 많이 분비되고, 자기 싫지만 일찍 자게 되면 멜라토닌과 성장호르몬이 나와서 내분비시스템이 원활해질 수밖에 없다. 그러니 자연스레 젊어 보이고, 발모에 도움이 될 수도 있는 것이다. 반대로 뇌가 좋아하는 달고 짜고 기름진 음식을 많이 먹으면 어떻게 될까. 현대인이 탈모증을 비롯하여 당뇨, 고혈압, 비만 같은 대사성 질환을 겪게 된 이유가 바로 여기에 있음을 알아야 한다.

뇌의 무게는 약 1.3kg이다. 몸무게의 60분의 1 정도의 무게이면서 전체 혈당의 20%를 사용한다. 즉 이토록 작은 뇌가 우리 몸 전체 에너지원의 20%를 사용하는 것이다. 뿐만 아니라 전체 혈액의 5분의 1이 뇌에서 사용된다. 그래서 공부를 열심히 하면 배가 고프고, 생각을 골똘히 해도 배가 고픈 것이다. 유쾌하지 않은 이야기지만 한 가지만 더 생각해 보자.

목이 졸려서 죽는다는 것은 숨을 못 쉬어서 죽는 것이 아니다. 해녀들은 10분간 숨을 쉬지 않아도 살 수 있다. 목을 조이면 혈류가 차단되기 때문에 죽는 것이다. 뇌는 혈류가 3분만 차단돼도 죽는다. 그렇기 때문에 뇌는 우선 자신의 생존만을 최우선으로 여기고 모든 것을 판단한다. 무조건 자기 것만 챙기고 보는 것이다. 뒤의 것은 생각하지 않는다. 옳고 그른 것은 뇌의 입장에서 중요하지 않으니까.

'뇌한테는 무조건 잘해 줘라. 왜? 특등석에 있는 애니까.' 이런 식으로 뇌가 원하면 바로 원하는 것을 충족시켜 주니까 뇌는 그저 앞에서 경험한 것을 패턴화하여 그것을 반복하려 한다. 앞에서도 설명했지만, 뇌의 패턴화는 습관을 낳고 극단적인 패턴화는 중독이 된다. 뇌는 중독을 극단적으로 좋아하지만 중독은 우리 몸 건강에는 극단적으로 해가 된다. 중독으로 에너지와 혈당이 고갈되고 심신이 피곤해지는데도 뇌는 그것을 허용한다. 그러나 우리는 뇌만 가동시키는 것이 아니라 몸 전체를 작동시켜야 한다. 뇌는 밤중에 출출하니까 먹고 싶다고 냉장고 문을 열라고 한다. 그러나 우리 몸은 밤 늦게 먹는 음식을 버거워 한다. 그러므로 뇌가 시키는 반대로 하면 건강해진다.

뇌는 앞으로 걷는 것을 좋아하지만, 몸을 위해서는 때로는 뒤로도 걸어야 하고, 뇌는 오른손(왼손잡이의 경우엔 왼손)만 쓰길 원하지만, 왼손도 써주는 게 건강의 균형을 위해서는 필요하다. 정신건강도 마찬가지이다. 뇌가 귀찮아하는 독서, 명상, 기도를 실천하는 것도 정신 건강에는 아주 도움이 된다.

뇌는 이기적이기 때문에 그저 자기에게 필요한 것만 요구하지, 심신의 건강 따위는 관심이 없다. 그래서 건강을 향한 길은 고행이다. 고행의 길을 수행하는 것, 그게 바로 건강해지는 길이다.

뇌는 첨단화가 돼 있고 정비가 잘 되어 있는 것이 아니라, 원시시대 우리가 태어났을 당시부터 거의 그대로인 정말 원초적인 상태이다. 원시시대에는 독서할 필요도 없었고, 물건을 만들 필요도 없었다. 식욕, 성욕, 수면욕, 공격욕밖에는 없었다. 사냥과 수렵만 하다가 농경도 하고 정착도 하면서 강우량도 측정하고, 그러다 인간이 먹고만 사는 존재인가 사색도 하게 되고, 종교나 철학 등 고차원적인 생각도 하면서 발명과 발견, 문화와 예술과 과학까지 점점 새롭게, 인간의 길이 늘어난 것이다. 기존의 뇌세포를 파괴하고 새 길을 틀 순 없으니 틈새로 길을 트면서 새 길을 낼 수밖에 없다.

　인간은 이성적이기 때문에 마음을 내 마음대로 쓸 수 있다고 생각한다. 하지만 그것은 또 다른 착각일 뿐이다. 우리가 뇌를 조종하는 게 아니라, 뇌가 우리를 조종한다. 그러므로 마음 가는 대로 따라하다 가는 신세를 망치기 마련이다.

　또한 뇌는 건강을 책임지지 않는다. 나아가서 당신의 인생도 책임지지 않는다. 그래서 뇌가 원하는 대로 해 주면 안 된다. 뇌가 좋아하는 음식을 몸에 계속 넣어 주면 처음에는 만족하지만 아이러니하게도 뇌도 신체의 일부분이므로 결국 견디지 못하고 (조금은 무책임하게도)두 손 두 발 다 들고 만다. 고지방 음식, 술, 담배, 마약이 그 예이다.

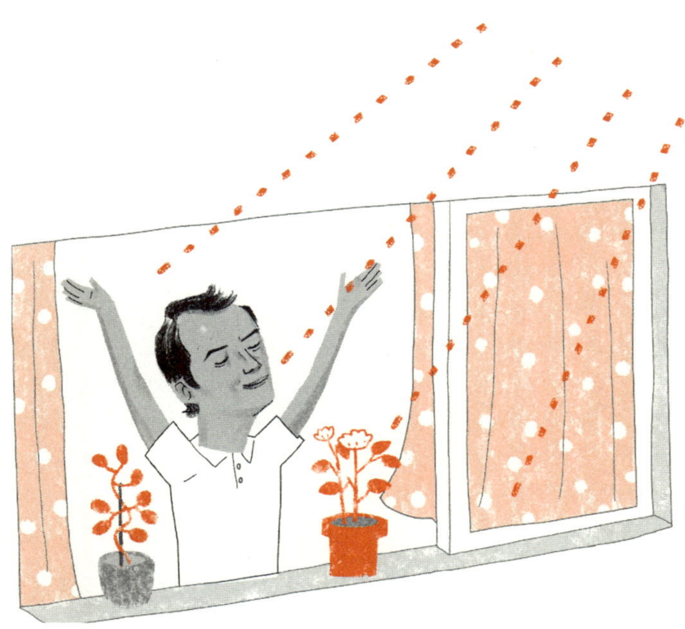

　채식과 소식으로 심신이 건강한 사람들은 뇌가 지시하는 일시적이고 충동적인 신호보다는 신체가 원하는 미세한 신호를 포착하여, 힘든 이 싸움에서 결국 승리한다. 어떤 것이 먹고 싶다는 것은, 바로 그 음식이 몸에 필요하기 때문이라고들 말한다. 그러나 그것이 바로 건강을 기만하는 말이다. 그런 논리라면 술이 먹고 싶은 욕구는 뇌가 몸을 건강하게 하기 위해서 술을 마시고 싶게 만드는 것인가? 커피가 당기는 것도 우리 몸이 카페인이 필요해서 마시고 싶은 것인가? 그건 아니다. 뇌는 생존과 즐거움만을 우선적으로 추구한다는 것을 명심하자. 뇌가 원하는 대로 하지 말고, 몸속 세포의 소리를 듣기 위해 스스로 경계해야 한다.

　뇌가 마음의 주인이 되기 때문에 많이 먹고 많이 마시고 잠을 미루고 마약이나 도박을 하는 것이다. 뇌에게 지배당하지 말고 내 마음이 뇌의 주인이 되어야 한다. 또한 우리 스스로 마음의 주인이 돼야 한다. 오늘부터 매사에 뇌가 싫어하는 일을 골라서 해 보자. 그게 바로 건강의 지름길이며 곧 탈모를 예방하고 발모의 토대가 될 것이다.

발모에 도움이 되는
뇌 신경전달물질

독일 작가 안톤 슈낙(Anton Schnack)의 《첫키스》에서 보면 첫키스를 '아찔한 현기증'으로 표현하고 있다. 이는 마음에 드는 이성으로 인해 뇌가 아찔한 현기증을 느끼고 스스로 조절할 수 없는 상태가 된 것을 표현한 것이다. 이성을 보는 순간 생화학 반응으로 인해 이성이 곧 '사랑이라는 감정'으로 각인되는데, 이때 페닐에틸아민, 도파민, 옥시토신 등이 분비되어 상대방에 대한 '호감'을 느끼는 한편, 아드레날린은 '에로틱한 욕구'를 불러일으킨다. '뇌 신경전달물질→감정'의 관계가 성립한다.

이 수십 가지가 넘는 신경전달물질은 어떤 마음가짐이냐에 따라 다르게 분비된다. 이는 '마음가짐→뇌 신경전달물질→감정(신체 반응 포함)'이라는 설명을 가능하게 한다. 예를 들어 전철 안에서 누군가 나를 보고 웃었을 때, 나의 마음가짐에 따라 이것은 호감의 표현으로도, 혹은 비웃음의 표현으로도 받아들여질 수 있다. 이에 대한 반응으로 호의적인 태도 혹은 공격적인 태도를 취할 수 있고 이것은 명백히 자신의 선택이지만,

호의적으로 받아들일 때는 도파민과 세로토닌 등이, 공격적으로 받아들일 때는 아드레날린이 분비되어 전혀 다른 결과를 낳게 된다. 결과의 차이는 친구 되기와 원수 되기 정도의 차이랄까. 즉 어떤 자극에 대한 그 결과는 마음먹기에 달린 것이다.

'행복은 얻는 것이 아니라 찾는 것이다'라는 말은 뇌과학적으로 봐도 완전히 옳다. **어떻게 마음가짐을 하느냐에 따라서 분비물질이 달라지며 신체반응과 행동양식도 바뀐다. 그렇다면 우리의 신체를 우리 마음대로 변화시킬 수 있는 신경전달물질은 탈모예방이나 치료 효과에도 키메이커가 될 수 있을까? 답은, 예스다!** 이것들만 조절할 수 있으면 발모에도 한층 쉽게 다가갈 수 있고, 내 인생을 내가 원하는 대로 바꿀 수 있다. 왜냐고? 자극에 대한 각각의 반응인 마음이 바로 건강이고 성격이기 때문이다. 탈모예방을 위해, 발모를 위해 우리가 반드시 알아야 할 뇌 속 물질들에 대해서 알아보자.

페닐에틸아민(phenylethylamine)

이 물질은 서로에게 호감을 넘어서 강한 애정이 생길 때 분비되는 물질이다. 셰익스피어의 《한여름밤의 꿈》에서 보면 연인들이 자는 동안 '사랑의 묘약'을 눈꺼풀에 떨어뜨려 잠이 깬 후 처음 보는 사람에게 사랑에 빠지게 만든다. 이 묘약은 아마도 '페닐에틸아민'이었을 것이다. 상대방을 향한 사랑의 욕망을 불태우게 만드는 물질이기 때문이다. 로미오와 줄리엣의 강렬한 사랑도 바로 이 물질에서 기인한다. 흔히 눈에 '콩깍지'가 씌었다고 하는 것도 바로 이 페닐에틸아민을 말하는 것이다. 콩깍지가 금방 벗겨진다는 게 페닐에틸아민의 수명과 닮았고, 콩에 많은 페닐알라닌이란 아미노산이 체내에 들어가면 페닐에틸아민으로 전환되는 점 등을 고려할 때 페닐에틸아민과 콩깍지의 상관관계를 생각해 볼 수 있다.

이 물질은 중독성이 강해서 사랑에 빠지게 하고 성욕을 높이는 작용도 하지만 시간이 지나면서 내성이 생긴다. 사람에 따라서 며칠 만에 내성이 생기기도 하고 몇 년 후에 내성이 생기기도 한다. 카사노바는 페닐에틸아민의 내성이 빨리 생기는 타입이라고 할 수 있다. 내성이 생기면 상대에게 금세 싫증을 느끼면서 권태가 오고 심지어 격한 싸움까지 서슴지 않는다. 오죽하면 부부가 '싸우기 위해서' 만난다고 하겠는가.

또 사랑에 빠진 연인들은 먹는 것보다는 사실 포옹이나 키스 등 스킨십에 더 관심이 있다. 그 이유는 페닐에틸아민이 욕정의 호르몬이면서 동시에 식욕을 억제해 주는 효과가 있기 때문이다. 연인 앞에서 "저 많이 못 먹어요"라는 말은 대부분 내숭이겠지만 어느 정도 과학적인 근거가 존재한다. 따라서 누군가를 열렬히 사랑하는 것도 하나의 다이어트 방법이 될 것이다. 연애하면 예뻐진다는 말은, 페닐에틸아민 때문에 식욕이 줄고, 그래서 살이 빠지면서 예뻐지는 것에 대한 다른 표현일 수 있다. 그러나 내성이 생겨 이 호르몬의 분비량이 줄어들면 어떻게 될까. 사랑의 감정이 수그러들면서 그동안 억압되었던 식욕도 되살아난다. 실연을 당했을 때도 마찬가지다. 결혼 권태기에 접어들 때도 페닐에틸아민의 감소와 더불어서 체중이 불어나 일반적인 아저씨나 아줌마의 체형으로 서서히 변화되는 것이다.

초콜릿에는 페닐알라닌이 많이 들어 있어서 결과적으로 이것이 페닐
에틸아민으로 이어지고 사랑의 감정을 보다 강렬하게 느낄 수 있다. 이는
발렌타인데이에 초콜릿을 선물하는 이유이기도 하다. 또한 이것은 도파
민을 방출하는 방아쇠 역할을 하므로 창의적이고 도전적인 기분 좋은 상
태를 유지할 수 있게 도와준다.

세로토닌(serotonin)

흔히 행복을 느끼게 하는 호르몬으로 엔도르핀이 잘 알려져 있지만, 엔
도르핀은 순간적인 고통만 경감해 줄 뿐이다. 우리를 실제로 행복하게 해

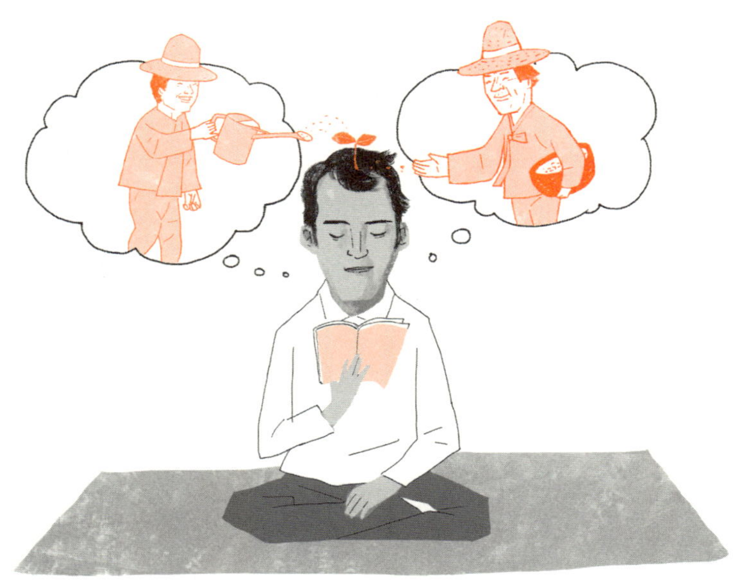

주는 물질은 바로 세로토닌이다. 페닐에틸아민이 질풍노도와 같은 호르몬이라면 세로토닌은 평화와 안정과 행복, 공감을 주는 이른바 플라토닉 러브 호르몬이다. 이 세로토닌이 바로 발모를 위한 필수 호르몬이다. 좌뇌와 우뇌를 적절하게 조화시키는 역할을 하는 아주 기분 좋은 호르몬으로, 기도와 명상 등을 하는 평안한 상태에서 주로 분비된다.

옥시토신(oxytocin)

옥시토신의 뜻은 '일찍 태어나다'로, 자궁근육을 수축시켜 분만을 쉽게 하며 유즙 분비를 촉진시켜 모유 수유를 준비하는 원초적이고 본질적인 사랑의 호르몬이다. 엄마의 몸속에 옥시토신이 증가하면 모성이, 특히 아기에 대한 사랑이 생겨난다. 신체적으로는 분만을 유도하고 젖 분비를 자극하고 정신적으로는 아기와의 애착 관계를 형성하는 데 필요한 호르몬이다. 엄마에게 옥시토신이 있다면 아빠에게는 바소프레신이 있다. 옥시토신이 모성애를 자극하는 것처럼 바소프레신은 부성애를 자극하는 호르몬이다. 원래 항이뇨 호르몬으로 알려져 있지만 배우자의 분만 전후에 수치가 올라간다.

미국에서 결혼한 지 몇 년이 지나도록 아기를 갖지 못하던 부부가 있었다. 여러 불임클리닉을 전전했지만 결국 임신을 하지 못했다. 그 부부가 아기를 갖는다는 것은 불가능해 보였다. 어느 날 동네 아이가 버려진 고양이를 부인에게 데려왔다. 동물병원에 데려갔지만 이 고양이는 초유를 못 먹어서 곧 죽을 거라는 진단이 내려졌다. 그럼에도 불구하고 부인은 고양이를 포기하지 않았다. 부인은 고양이에게 집을 만들어 주고, 포대기에 싸서 안아 주기도 하고, 안고 자기도 하면서 자기도 모르게 모성애를 발휘했다. 그러자 기적이 일어났다. 고양이도 살아났고 부인도 임신이 된 것이다. 어머니만이 가지고 있는 아기 사랑의 호르몬인 옥시토신이 분비되면서 임신이라는 기적을 만들어 낸 것이다. 이 이야기는 미국의 실화로, 인간은 호르몬의 지배를 받고 있지만 이렇게 감정 자체가 호르몬을 생성하기도 한다. 이렇듯 인간이란 자신이 생성한 호르몬에 스스로 영향을 받는 불가사의한 존재다.

옥시토신은 스트레스 호르몬에 대항하는 힘을 가지며 면역력을 높이는 등 자연치유력을 향상시킨다. 성에 관해서는 성적 쾌감과 오르가즘을 상승시켜서 성적인 즐거움을 유발시킨다. 그렇다면 옥시토신을 촉진하는 방법은 무엇일까. 대단한 노력이 필요한 것이 아니다. 가벼운 포옹과 스킨십, 사랑의 대화가 특효약이다. 또한 가벼운 목욕이나 마사지를 통해서도 분비량이 많아지며 사랑이 전제가 된 성행위 시 그 수치가 최고로 올라간다. 그러나 애착이 없는 일회성 성행위에는 옥시토신이 분비되지 않고 분노의 호르몬인 아드레날린만 분비될 뿐이다.

도파민(dopamine)

타이거 우즈는 모든 스포츠인 중 호감도 1위였으나 섹스중독자라는 사실이 알려지면서 비호감 스포츠인으로 추락하였다. 또한 호감도 최상위권을 달리던 인기 연예인이 도박중독으로 알려짐으로써 그에 대한 대중의 냉소가 극에 달하기도 했다. 섹스와 도박은 우리 신체의 입장에서 볼 때 상당히 피곤한 일인데 우리 뇌는 왜 자꾸 섹스와 도박을 원할까? 바로 뇌가 쾌감을 즐기기 때문이다. 이때 관여하는 호르몬이 바로 도파민이다.

도파민은 특정 근육의 수축과 이완을 조절하는 역할을 하고 동기부여와 쾌락과 의욕 등에 지대한 영향을 미친다. 학습 성취도와 관련해서는 도파민이 과잉 분비될 경우 천재성을 발휘할 수도 있지만, 반대로 광인을 만들 수도 있다. 반 고흐나 영화 〈뷰티풀 마인드〉의 존 내쉬 박사, 시인 보들레르, 도스토예프스키 등은 도파민 과잉으로 인해 천재와 미친놈 사이를 넘나들었던 위인들이다. 도파민 분비가 과다하면 정신분열증이나 조증이 생길 수 있고 반대로 너무 부족하면 우울증이나 감정이 부족해지는 파킨슨병으로 이어지기 쉽다.

우리 감정의 대부분은 도파민으로부터 만들어진다. 어떤 행위를 성취하거나 원하는 것을 갖게 되었을 때 대뇌의 보상체계(cerebral reward circuit)가 작동을 시작하는데 이때 도파민이 분비되면서 쾌감을 느낀다. 이런 도파민의 가장 큰 문제는 중독성이다. 서양 모험가들의 심리상태나 한국인들의 일중독(workerholic)도 도파민 과다 분비로 인한 결과에 해당한다. 혹은 술이나 담배, 마약 중독과 인터넷 중독도 마찬가지이다. 이런 것들은 도파민 수치를 순간적으로 상승시켜 극단의 즐거움과 쾌락을 느끼게 한다. 이러한 쾌감을 지속적으로 느끼고자 반복하면 할수록 중독으로 이어지는 것이다. 중독이 되면 대뇌 보상체계의 신경조직들은 비대해져서 더욱더 강하고 빈번한 자극을 요구한다. 따라서 술과 담배, 마약,

섹스, 인터넷의 '양과 횟수'는 자기의지와는 상관없이 동반 상승하게 된다. 중독이 무서운 이유다.

그렇다고 도파민이 위험한 물질인가? 그렇지는 않다. 적절하게만 분비된다면 창조적이고 의욕이 넘치는 생활을 하게끔 돕는 호르몬이다. 활력과 적극적인 태도, 긍정적인 생각을 주기도 한다. 도파민을 잘 활용하면 다이어트에도 도움이 된다. 도파민 주사를 맞으라는 말이 아니다. 음식을 오래 씹는 행위만으로도 도파민이 적절히 분비되어 과식과 폭식을 막아준다.

따라서 도파민을 적절하게 잘 관리하면 피카소나 아인슈타인, 스티브 잡스처럼 창조적인 인생을 살아갈 수 있다. 그러나 도박이나 술, 담배, 마약, 섹스, 게임 등 쉽게 중독될 수 있는 것들에서 헤어나오지 못하도록 만듦으로써 하이드가 지킬박사를 죽이듯 잔인하게 자기 자신을 파멸시킬 수 있는 위험이 늘 도사리고 있다.

> **Tip**
>
> **카필라노의 법칙(조교효과)은 뇌의 장난일까?**
>
> 우리가 이성에게 매력을 느끼거나 사랑에 빠지면 뇌에서 도파민이 만들어지기 시작한다. 그런데 도파민은 우리가 위험에 빠지는 순간 느끼는 공포심에 의해서도 분비된다. 이 경우, 우리는 공포심을 사랑의 두근거림으로 착각하기도 하는데, 이를 '카필라노의 법칙'이라고 한다.
>
> 카필라노의 법칙은 1974년 캐나다의 심리학자 도널드 더턴과 아트 아론이 시행한

한 실험에서 유래됐다. 실험 내용은 이러하다. 노스 밴쿠버에 있는 카필라노 캐니언에는 두 개의 인도교가 놓여 있는데, 한 개는 폭 1.5미터에 좌우로 흔들거리는 위태위태한 다리다. 다리 밑 70미터 아래로 급류가 흐르고 울퉁불퉁한 바위가 많다. 다른 하나는 상류에 있는 것으로 다리가 낮고 매우 튼튼하다. 두 집단을 남자로만 구성하여 각각 다리를 건너게 하는데, 다리의 끝에는 한 여자가 설문조사를 하고 있다. 여자는 다리를 건너온 남자들이 설문을 끝내고 난 후 나중에 궁금한 것이 생기면 연락하라며 연락처를 알려 준다. 그랬더니 얼마 지나서 흔들다리를 건넜던 32명의 남자 중 9명이 전화를 걸어 왔으며, 낮고 튼튼한 다리를 건넌 집단에서는 단 2명만이 전화를 걸어 왔다는 사실.

좋아하는 이성과 롤러코스터를 타면 사랑이 이루어질 가능성이 높다는 것은, 카필라노의 법칙의 한 예이다. 롤러코스터는 상당한 긴장감과 공포를 유발하기 때문에 도파민이 다량 분비되어 두근거리면서 흥분상태에 빠지게 만든다. 이러한 두근거림과 떨림을 상대에 대한 이성적 호감으로 착각하게 되고 결과적으로 호감도가 상승해 더 많은 관심을 갖게 된다.

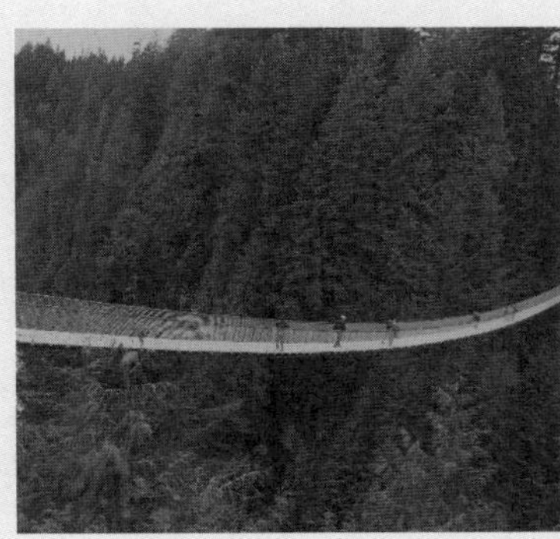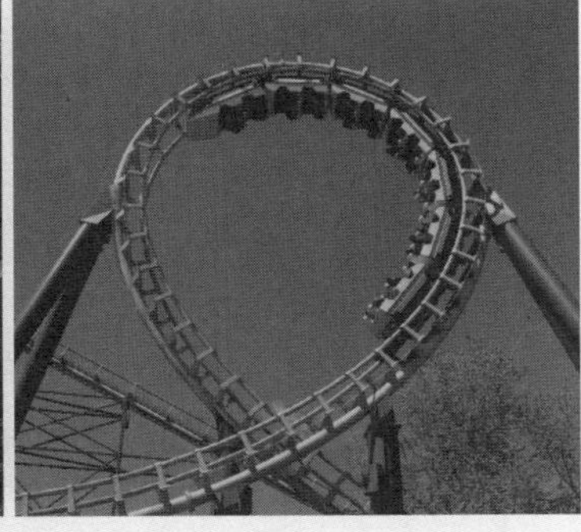

엔도르핀(endorphin)

"여러분 기분 좋으시죠? 엔도르핀이 팍팍 나오게 많이 웃으세요. 즐겁고 긍정적인 생각을 하면 엔도르핀이 나옵니다." 흔히 듣는 말이지만 이 말은 완전히 틀린 말이다. 기분 좋을 때에는 오히려 엔도르핀이 억제되고 도파민과 세로토닌이 나오기 때문이다.

1975년 우리 뇌에 모르핀보다 수십 배 강력한 마약을 발견하여 'endo(내인성)'와 'morphine(모르핀)'을 합쳐서 '엔도르핀'이라고 부르게 되었다. 우리 몸에는 스트레스 받을 때 이에 대항하기 위해서 나오는 호르몬이 있다. 부신피질 자극호르몬(ACTH), 멜라닌세포 자극 호르몬(MSH), 그다음으로 강력한 항통증 호르몬이 분비되는데, 이것이 바로 엔도르핀이다. 엔도르핀은 극단적인 스트레스를 받으면 이것을 완화시키기 위하여 자체적으로 분비되는 호르몬이다. 따라서 '엔도르핀이 팍팍 솟는다'는 것은 기분 좋은 상황이 아니라 '스트레스를 팍팍 받는 상황'으로 보는 게 옳다.

로또 1등에 당첨되었을 때 기분이 최고조에 이르러서 엔도르핀이 팍팍 나올까. 당연히 아니다. 그 반대이다. 전 재산을 털어서 로또 복권을 왕창 샀는데 당첨이 안 되었을 때 엔도르핀이 나온다. 또 진통제를 먹고 싶을 만큼 극심한 두통을 겪을 때가 있다. 하지만 약을 먹지 않아도 시간이 지나면 저절로 완화된다. 진통제 역할을 하는 호르몬인 엔도르핀이 분비되었기 때문이다. 이와 같이 기분이 좋을 때에는 억제되고 오히려 극단적 스트레스 상황에서 엔도르핀이 분비된다.

마라톤에서 보면 '러너스 하이(runner's high)'라는 것이 있다. 마라톤 선수가 35km 지점 이상에서 극한으로 달릴 때, 극단적인 신체 고통을 느낄 때, 뇌 혈류가 감소되면서 엔도르핀이 분비되어 고통 없이 무아지경으로 달릴 수 있는 순간을 가리키는 말이다. 무엇보다 인생 최대의 스트레스라고 할 수 있는 '죽음의 순간'에 엔도르핀이 최대로 분비된다. 그래서 그 순간에 '희열(euphoria)'을 경험하거나 심지어는 환상을 보는 경우까지 있다. 다른 동물과 마찬가지로 생명의 위협을 받는 순간, 초인적인 힘을 발휘하여 위험한 상황에서 벗어나려 할 때 분비되는 인간의 생존 호르몬인 것이다.

아드레날린(adrenaline)

영화 〈아드레날린 24〉에서 보면 근육질의 남자 주인공이 아드레날린 주사를 맞고, 닥치는 대로 때려 부수는 장면이 있다. 2차 세계대전 일본의 자살특공대인 가미가제 대원들에게 출격 직전에 바로 이 아드레날린을 투여했다는 기록이 있다. 아드레날린은 어떤 물질일까.

뇌간의 혈압조절 중추에서 가장 중요한 신경전달물질인 아드레날린은 공포와 분노의 호르몬으로만 잘못 알려져 있다. 아드레날린의 또 다른 기능은 잠에서 깨어 활동을 시작하기 전, 각 근육에 포도당을 제공하며, 인체활동에 필요한 혈액과 산소의 공급을 높이기 위하여 심박수를 증가시키고 혈압을 적정선에서 유지하는 일을 한다. 또 스트레스 정보가 뇌신경 세포에 입력되면 부신에 신호가 전해져 아드레날린이 혈액으로 분비되는데, 이때 아드레날린은 스트레스에 대항해 신체를 방어하기 위해서 심장과 근육, 혈관을 긴장시키는 방법으로 외부 위험에 대처하게 한다. 또한 심장과 근육에 필요한 포도당을 증가시킴으로써 심장마비나 쇼크 등의 위험에서 생명을 구하기 위한 유용한 호르몬이다.

참고로 아드레날린은 성취와 학습 호르몬인 도파민과 매우 유사한 구조식을 갖고 있다. 아드레날린, 도파민, 엔도르핀은 형제 관계로, 성취중독 호르몬이라고도 부른다. 성공지향적인 사람들은 이러한 호르몬의 중독인 경우가 많다.

그러나 이렇게 인체를 적절히 깨우고 긴장시키는 좋은 호르몬도 과하면 문제가 된다. 적당히 와인 한 잔을 마셨을 때 사랑과 행복의 세로토닌 상태라면, 두세 잔 들어가면 도파민과 엔도르핀 상태가 된다. 여기에 계속해서 술이 들어가면 이제는 심장박동수가 증가하며 흥분하게 되는데 이것이 아드레날린 상태이다. 쉽게 격해지고 저돌적으로 돌변할 수 있는 상태인 것이다. 잘 쓰면 약이 되고 잘못 쓰면 독이 된다는 것은 약에 관한 불변의 진리이다.

풍성한 머리카락,
마음먹기가 중요하다

뇌 신경전달물질은 신체 건강에 결정적 영향을 미칠 뿐 아니라 신체의 일부분인 모발성장과 탈락에도 결정적인 영향을 준다. 하지만 앞서 말한 바와 같이 우리가 마음먹기에 따라 뇌 신경전달물질을 마음대로 조절할 수 있다. 스트레스성 탈모와 원형탈모가 좋은 예이다.

스트레스를 받으면 아드레날린이 증가되고 아드레날린은 혈관을 수축시킨다. 두피에 혈액을 공급하는 후두부 동맥이 좁아지므로 두피혈관의 혈류가 감소되고, 그 결과 모낭에 공급되는 영양과 산소가 부족해 남녀 모두 탈모가 유발된다는 것을 우리는 앞에서 배웠다. 이것이 바로 스트레스성 탈모의 메커니즘이다.

두 번째로 스트레스뿐 아니라 불안과 공포, 분노에 사로잡힐 때 아드레날린과 엔도르핀이 분비되며 이것이 과도할 경우 외부의 적에 대항하기 위하여 일시적으로 백혈구와 임파구, 대식세포 등이 불필요하게 증가된다. 그러나 실제로 외부의 적은 존재하지 않고 문제적 적은 바로 자기 자신에게 있는 경우가 많다. 따라서 증가된 자신의 백혈구와 임파구, 대식세포가 스스로 자기 세포를 공격하게 된다. 이때 공격 타깃이 머리카락의 모낭세포에 국한될 때 머리카락이 뭉텅뭉텅 빠지게 된다. 이것이 바로 원형탈모의 메커니즘이다.

또한 작은 일에 화를 참지 못하고 사소한 일에도 타인과 충돌을 일으키는 사람들이 많다. 이런 사람들은 쉽게 아드레날린과 부신피질 자극호르몬 등이 증가되고 그 결과 비상사태를 대비하여 혈당을 높인다. 높아진 혈당은 대표적인 스트레스 호르몬인 인슐린 분비를 촉진한다. 불규칙한 인슐린 분비는 남성호르몬의 대사물인 DHT를 증가시켜 남녀 모두에게 남성형 탈모증을 유발한다.

이와 같이 어떻게 마음먹는지에 따라서 머리카락을 허무하게 공중으로 날려 보낼 수 있다. 반대로 마음먹기에 따라 머리카락을 나게 하는, 발모를 위한 호르몬도 존재하지 않을까? 정답은 예스다. 발모가 되기 위해서는 두피로 가는 혈관이 확장되어 모낭에 충분한 영양과 산소를 공급하여야 한다. 이 혈관은 후두부 동맥인데 수많은 가지가 뻗어 나와 두피 전체에 혈액을 공급하는 역할을 한다. 여기에 세로토닌은 좋은 도움을 줄 수 있다. 평화의 호르몬인 세로토닌은 혈관을 확장시키고 혈류를 증가시켜 모발성장을 촉진하고 모발을 검고 튼튼하게 만들기 때문이다. 따라서 평화로운 마음, 용서하는 마음을 의도적으로 가져 마음의 안정과 균형을 얻을 때 머리카락은 쑥쑥 자라게 된다고 말할 수 있다.

그다음으로 사랑과 애정의 호르몬인 페닐에틸아민과 옥시토신은 적당히 심장을 자극시켜 심폐 기능을 증가시키고 결과적으로 두피로 가는 혈류를 증가시켜 발모를 촉진한다. 우리가 그토록 찾아 헤맸던 천연 발모제가 바로 페닐에틸아민과 옥시토신인 것이다. 따라서 이 두 가지 발모촉진 호르몬을 증가시키기 위해서는 의도적으로 사랑하는 마음을 갖고 주위 사람들에게 무조건적인 사랑과 자비를 베풀자. 그럴 경우 뇌도 역시 우리에게 무조건적으로 페닐에틸아민과 옥시토신을 분비해 줄 것이다.

따라서 오늘부터 시간을 정해 평화로운 기도와 명상을 하고 주위 사람들에게 애정을 주고 마음껏 사랑하기를 바란다. 그것이 바로 우리의 풍성한 모발을 위한 길이므로.

탈모를 치료한 지 어언 15년이 흘렀다. 수많은 환자를 접하면서 의사로서 탈모치료에 대한 목적이 점차 바뀌고 있음을 느낀다.

탈모치료의 첫째 목적은 개인의 열등감 극복을 통해 사회로 조속히 복귀시키는 것이다. 인간은 사회적 동물(평균을 요구하는)이다 보니 남들과 다르다는 사실에 수치심과 열등감을 느낀다. 다르다는 것은 틀린 것이 아닌데도 말이다. 이는 내가 최선을 다해 연구하고 치료를 하면서도 가장 안타깝고 한계를 느끼는 부분이기도 하다.

머리카락이 없는 사람을 보는 거북한 시선과 때론 부당한 대우로부터 위축되지 않고, 자신감을 회복하고 자유로워지기 위해선 치료 효과의 결과를 넘어 영혼의 달램이 중요하다.

실제로 탈모 환자와 대화를 하면서 느낀 점인데, 훌륭한 인격과 음악,

미술, 철학, 영화 등 해박한 지식과 풍부한 삶의 경험을 가진 자들을 만나면 그 아름다운 영혼에 눌려 그들의 고민인 탈모 문제는 그다지 심각하게 고민할 게 아니라는 사실에 눈뜨게 된다.

사람은 영혼의 존재이며 이미 정신적 가치에서 매력을 느끼는 존재이다. 따라서 외모의 문제는 사회적으로 조금 손해를 볼 수는 있겠지만 긴 시간으로 볼 때 큰 손해는 아니라는 사실이다.

우리는 한 사람의 태도와 휴머니티, 예술적인 소양과 철학에 훨씬 더 매력을 느낀다.

앞서 말한 탈모치료 목적이 변하고 있다는 얘기는 바로 이 경험을 바탕으로 한다. 즉 사회로의 복귀란, 머리카락 치료에만 국한된 것이 아니라, 자기 사랑과 자기 계발에 의한 당당한 자신감의 무장이다.

치료의 두 번째 목적은 탈모치료를 위한 프로그램으로 강조하는 현미, 채식과 운동을 통한 식생활 개선이다. 이는 대사성 질환인 당뇨와 고혈압 등을 말끔히 개선시키고, 개인의 삶의 질을 향상시키며, 가족의 평화에도 기여하는 결과를 가져온다. 인스턴트식품이나 육식 위주의 식생활이 현미, 채식으로 바뀜으로, 신체 건강은 물론 사고방식까지 온화하고 긍정적으로 변화시켜 나중에는 탈모치료 여부와 관계없이 이 치료법에 고마움을 표하는 분들이 많았다.

세 번째로는 21세기 인류 공통의 화두로 떠오르는 물음인, '인류와 지구 생존이 이대로 지속가능한가?'에 대한 근본적인 해답이다. 이는 개인 삶의 질적 향상이라는 두 번째 목적 실현을 통해 얻어지는 세계 기근 문제의 해결이기도 하다.

채식 위주의 자연 식생활을 하면 수없이 많은 사람의 기아 사망을 막을 수 있다. 인간이 기르는 가축은 인간 식량인 밀과 옥수수를 먹고, 식용가축이 소비하는 식량은 인간이 섭취해야 할 식량의 두 배가 넘는다. 고기를 좋아하는 한국인이 한 달에 한두 번만 채식을 하여도 많은 이들이 굶어죽는 처참한 상황을 막을 수 있을 것이다.

결론적으로 나의 탈모치료 목적은 탈모 환자의 사고와 생활방식을 변화시키는 것이다. 이것은 내가 15년간 탈모치료를 해 오면서 얻은 매우 가치 있는 철학의 발견이다.

자, 이제 자기를 사랑하는 마음으로 채식 위주의 식사와 충분한 휴식, 그리고 소식과 운동으로 모든 분들이 필히 득모하시길 바란다.

대머리를 기만하지 마라

1판 1쇄 발행 2012년 10월 16일
1판 3쇄 발행 2013년 9월 9일

지은이 · 방기호
펴낸이 · 주연선

책임편집 · 이진희
편집 · 박은경 강건모 임유진 오가진 박나리
디자인 · 김서영 손혜영
마케팅 · 장병수 김한밀 정재은
관리 · 김두만 구진아 유효정

도서출판 은행나무
121-839 서울특별시 마포구 서교동 384-12
전화 · 02)3143-0651~3 ┃ 팩스 · 02)3143-0654
등록번호 · 제 10-1522호(1997. 12. 12)
www.ehbook.co.kr
ehbook@ehbook.co.kr

잘못된 책은 바꿔드립니다.

ISBN 978-87-5660-656-9 13510